老化は治療できるか

河合香織

文春新書
1432

はじめに　最先端科学が解明する老化の謎

誰もが自分の老いと死を受け入れられない

命の終わりに際して、1日でも生きられる権利が買えるとしたら……。

老化が進んで思うように動けなくなった時に、若い頃の元気な体で過ごせる時間が得られるとすれば……。

人はどれほどの大金を積むだろうか。

古今東西、権力も金もほしいままにした人間が、究極的に求めるもの——秦の始皇帝も、エジプトのファラオも、そして現在の世界の富裕層も躍起になって求めているのは「不老不死」である。ロシアのプーチン大統領も、老化を食い止める効果があると考えられている鹿の血の風呂に入っているとメディアで報じられたことがあった。

ハーバード大学で医学教育にも使用されたという作品に、トルストイの『イワン・イリイチの死』という小説がある。

　死に瀕してもイリイチはそれを受け入れることができない。そんな時に、論理学で三段論法を学んだ時の例文を思い出す場面が印象的だ。

「カイウスは人間である。人間はいつか死ぬ。したがってカイウスはいつか死ぬ」

　イリイチは、この三段論法は、カイウスに関しては正しいことを理解している。しかし、自分についてはどうしても正しいこととは思えない。

「カイウスが人間であり、人間一般であること――そこには何の問題もない。だが自分はカイウスではないし、人間一般でもなくて、常に他の人間たちとはぜんぜん違った、特別の存在であった。彼はイワン坊やであり、ママがいて、パパがいて、（中略）、幼年時代、少年時代、青年時代それぞれに、たくさんのうれしいこと、悲しいこと、喜ばしいことを味わってきたのだ」（望月哲男訳）

　人は必ず死ぬことは理解していても、自分自身に限ってはその真実を簡単には受け入れられない。そこには多くの人と関わりながら生きてきた過去の時間や、この先に描いている未来があるからだ。

　しかし、どれだけ不老不死が人類の永遠の夢であっても、決定的な妙薬や技術はいまだ発見されてはいない。

「人は５００歳まで生きられる」

死ぬことを避けられないにしても、少しでも老化を防ぎたい。そのために多額の金を注ぎ込む人たちがいる。

今、老化制御ビジネスが世界中で高い注目を集めている。

「不老不死は難しくても、寿命を１００年延ばすことはできるのではないか」

グーグル共同創業者のラリー・ペイジは、こう発言している。そして寿命を劇的に延ばすことを目標とする研究所「カリコ（Calico）」を設立し、15億ドルを投資した。カリコは老化研究にとってのブレークスルーを目指しており、コンピュータ産業の基盤となった半導体が開発された「ベル研究所」に喩えられる。

グーグルの投資部門の責任者だったビル・マリスもこんな予測を口にする。

「人は５００歳まで生きられる」

「私は死ななくてもすむようになるまで長生きしたい」

アメリカでは老化予防ベンチャーの設立が相次いでいる。アマゾンのジェフ・ベゾス、ペイ・パルのピーター・ティールなどは老化細胞除去薬の開発を目指すバイオ医薬品会社ユニティ・バイオテクノロジー社に投資した。

老化制御は企業が投資するだけでなく、個々人もそのために多額の金を費やしている。日本では一般人にもアンチエイジングが大流行である。老化防止を謳う化粧品や健康食品が市場に溢れ、テレビＣＭでも頻繁に流れている。

はたして不老不死は実現可能なのか。
人は何歳まで生きられるのか。そして老化は治療できるのか。

本書はそのような疑問の答えを、最前線で研究する世界的に名高い研究者たちに聞くことを特徴としている。老化やアンチエイジングというと、とかく情報が玉石混交になりがちだが、科学的な確からしさを元に執筆した。

では、最新の研究の現在地を追ってみよう。

目次　老化は治療できるか

第一章　ヒトは何歳まで生きられるのか？

最大寿命は「115歳」か？

さて、いきなり夢を壊すようだが、じつは「人は何歳まで生きられるのか？」という問いには、統計学分野からの答えがいったん出ている。

２０１６年、米ニューヨークのアルバート・アインシュタイン医科大学の研究グループは、〝Evidence for a Limit to Human Lifespan〟（ヒトの寿命に限界があることの証拠）という論文を英科学誌「ネイチャー」に発表した。

アルバート・アインシュタイン医科大学のウェブサイトによると、19世紀以降、公衆衛生、食生活、環境などの改善により、平均寿命はほぼ継続的に延びてきたという。だが、この研究によれば、最大寿命には天井が存在する。そして人間の最大寿命はすでに達成されており、これまでに記録された年齢を超えて人間の寿命を延ばすことは不可能であるというのだ。

同研究グループは世界40カ国以上の死亡率などをまとめた統計データによる疫学調査を行った。その結果、１９００年以降、これらの国では平均寿命が延び続けているが、１００歳以上の生存率の改善を調べたところ、生まれた年に関係なく生存率の向上は

１００歳前後でピークに達し、その後急速に低下していることがわかった。

　さらに研究では、長寿者が最も多い米国、フランス、日本、英国の４カ国において、１９６８年から２００６年の間に１１０歳以上生きた人（スーパーセンチナリアン）に焦点を当てている。スーパーセンチナリアンの死亡年齢は、１９７０年代から１９９０年代初頭にかけて急上昇したものの、１９９５年頃にプラトー（頭打ち状態）に達したという。

　論文の筆頭著者であるヤン・ファイフ教授は同大学のウェブサイトでこう述べている。

「人口学者だけではなく、生物学者も、現在進行中の最大寿命の延長がすぐに終わると考える理由はないと主張してきた。しかし、我々のデータはそれがすでに達成され、１９９０年代に起こったことを強く示唆している」

　彼らは死亡年齢のデータから、人間の平均最大寿命は１１５歳と結論づけた。そして最後に、ある年に世界のどこかで１２５歳まで生きている人を見つける確率は、１万分の１未満だと計算した。

「治療法の飛躍的進歩によって、われわれが計算した限界を超えて人間の寿命が延びることは考えられるが、そのような進歩は、人間の寿命を総体的に決定していると思われる多くの遺伝子変異を圧倒する必要がある。おそらく、現在寿命を延ばすために費やされてい

る資源は、代わりに健康寿命（健康でいられる老後の期間）を延ばすために使われるべきなのだろう」（ヤン・ファイフ教授）

１２２歳まで生きたフランス人女性

だが、１１５歳を超えて生きた人類もいる。記録で調べることが可能な人のうち、人類史上最も長く生きた人物は、１２２歳まで生きたフランス人女性ジャンヌ・カルマン（１８７５～１９９７）である。アルバート・アインシュタイン医科大学の研究グループは、ジャンヌ・カルマンは統計的に異常値であると結論づけた。

彼女は85歳からフェンシングをはじめ、１００歳まで自転車にひとりで乗り、１１７歳まで喫煙していたと言われている。

しかしその後、ジャンヌが１２２歳まで生存したという主張について、専門家からさまざまな疑惑が噴出、娘が相続税逃れのために母親と入れ替わったのではないかという可能性も指摘された。この疑惑についてフランスの国立保健医学研究所は２０１９年、「彼女は間違いなく史上最高齢の記録保持者である」との見解を示した。

ただ、これが事実であっても、現状では１２２歳が最大寿命の限界である。

一方、人間の最大寿命は１２０歳から１５０歳であると推定した論文が、２０２１年に学術雑誌「ネイチャー・コミュニケーションズ」に発表された。シンガポールのバイオテクノロジー会社Geroなどによる研究で、ＵＫバイオバンクと米国国民健康栄養調査による50万人以上のデータを用いた。この研究によると、人間の寿命には「生物学的年齢」と「回復力」という二つの要素があるという。数理モデルでシミュレーションを行ったところ、１２０～１５０歳で身体の回復力は完全に失われ、死に至ると結論づけている。

この研究に参加した米・ロズウェルパークがん研究所のアンドレイ・グドコフ博士は、このように述べたと報道されている。

「この研究は加齢による回復力の低下と、回復力の低下に続く『死への執行官』としての加齢性疾患の役割を明確にし、そして分離した点で画期的なものと言えるでしょう」（Esquire 20210719）

だが、なぜ加齢によって回復力が低下するのか――そのメカニズムは、いまだ見いだせていない。

人間は長生きになったと言われるが、平均寿命と最大寿命は異なる。２０１９年調査のＷＨＯ（世界保健機関）の世界保健統計によれば、世界の平均寿命は73・3歳。平均寿命が最も長いのは日本の84・3歳だった。１９５０年の日本人の平均寿命は約60歳だったから、この半世紀で急激に長生きになったということだ。

DNAの修復力は縄文人と同じ

しかし、どれだけ平均寿命が延びようとも、人間の最大寿命には絶対的な限界があるというのだ。

生命の連続性を支えるゲノムの再生（若返り）機構について研究する東京大学定量生命科学研究所の小林武彦教授は言う。

「日本における１００歳以上の人口は、毎年数千人増え、現在は9万人を超えています。私が生まれた60年前は、１００歳以上の人は１５０人ほどでした。ただし、これほど平均寿命が延びたのに、なぜか最大寿命はほとんど延びていないのです」

小林教授はベストセラーとなった『生物はなぜ死ぬのか』（講談社現代新書）の著者で、あらゆる生物にとって避けられない「死」の持つ意味を、生物学の視点から読み解いている。

一見すると、１１５歳も１２０歳も１２２歳も、数字としてはそれほど大きく変わらない。しかし、これらの数字の間には最大寿命という意味では大きな壁がある。１１５歳の人は稀にいるが、１２５歳の人は記録の上では人類史上一人も見つかっていないのだ。

小林教授は、人間の本来の寿命は「55歳程度」であると推定している。

「その根拠は二つあります。一つは55歳を過ぎるとがんの死亡率がぐんと上がること。もう一つは、人間と同じ霊長類でゲノムが約１％しか違わないチンパンジーやゴリラの寿命が60歳を超えないからです。このように考えると、人類が本来の大型霊長類の寿命である55歳を超えて生きられる理由には、ヒト特有の何かがあるのだと思います」

人間だけではなく、生物はそれぞれ最大寿命が決まっている。ハツカネズミの寿命は約3年であり、５年生きるハツカネズミは存在しない。

一方、マウスと同じげっ歯類でも、アフリカのサバンナの地中に生きるハダカデバネズミは約30年生きる。同じげっ歯類のなかで10倍長生きする種類がいるのであれば、人間も他の霊長類より10倍長生きし、５００歳まで、あるいは最大寿命の10倍の１２００歳まで生きられるのではないかという考えも成り立つかもしれない。

だが、小林教授はこうした考え方には否定的だ。

「長寿の生物は、ＤＮＡの修復能力が高いことが特徴です。たとえばゾウは体が大きいため、細胞の数も多く、その分どれかの細胞ががんになる確率も高いと考えられます。それなのにゾウの寿命が長いのは、ＤＮＡの修復能力が非常に高いからです。

一方で現在の人類は縄文人と比べると身長が10センチほど高くなり、平均寿命も長くなりました。けれども、ＤＮＡの修復能力は簡単に変わらない。だから最大寿命も延びないのだと考えられます」

寿命を延ばすと「生存戦略」を崩すリスクがある

小林教授はＤＮＡの修復メカニズムを研究し、修復能力を高めるために必要な物質を探索している。だが現時点では、まだ決め手となるものは見つかっていない。

「ＤＮＡの傷の修復能力を高める物質や方法が見つかれば、１２０歳という寿命の壁は越えられると考えています。理論上は、ゾウが持つＤＮＡを修復する遺伝子をヒトの遺伝子に入れてやれば修復能力が上がるでしょう。もしゲノム編集がフルにできるなら、ヒトの最大寿命を延ばすことは可能だと思います」

ゲノム編集とは、生物のゲノムの中の特定のＤＮＡを改変するもので、この技術の発展で、いまや遺伝子自体を変えることも可能になった。遺伝子の情報であるゲノムの特定の場所を変更したり、削除したりできるこの技術を利用すれば、生物の特性を人為的に変えることができる。

ただ、現在のところヒトに対するゲノム編集は法的にも倫理的にも認められていない。しかし、今は法的に禁止されているものの、不老不死の薬を探し回らなくても、じつは技術はすでに存在する。それを認めるかどうか、つまりゲノム編集によって寿命を延ばすかどうかは、社会に決定権が委ねられている。

「結局、人の寿命を決めているのは社会だとも言えます」（小林教授）

人工的に最大寿命を無理やり延ばすことには、もう一つの危惧がある。それは、もともと人類が持っていた「生存戦略」を崩してしまうことにならないか？　というものである。生物は、それぞれ進化のなかで最適な生存戦略を選択してきた。人類の最大寿命はなぜ１２０歳なのかという、その理由もまったくわかっていない。

ただ、そのような寿命のサイクルを持つ人類が種として生き残ってきたことは事実である。もしそこに人工的に手を加えてしまったら、世代交代における何らかのバランスが崩れ、人類が種として生き残れなくなる恐れも否定できないのである。

テロメア仮説の虚構

古典落語の「死神」という演目には、「命のろうそく」が登場する。死神は男を洞窟に連れて行き、そこには火がついたたくさんのろうそくがあった。命のろうそくの長さは一人ひとり決まっていて、徐々に短くなってしまうが、途中で別のろうそくに火を継ぐことができれば新しい寿命が与えられる、という内容だ。

生物の染色体の末端部分には「テロメア」という紐のようなものがついている。このテロメアが「命のろうそく」のように徐々に短くなっていくために、生物は老化するのではないか……という仮説がある。

細胞は分裂する度に遺伝情報をコピーしてゆくが、完全にはコピーできず、テロメアが徐々に欠けていく。若い細胞のテロメアは長くて、老化した細胞は短い。ならば、テロメアを伸ばしてやれば、短くなったろうそくを伸ばすがごとく、寿命も延ばせるのではないか？……そんな発想にとりつかれた人々がいる。

2016年、米バイオ企業BioViva USAのCEOであるエリザベス・パリッシュは、テロメアを伸ばす合成酵素をもった遺伝子組み換えウイルスの注射を南米コロンビアで打ち、自身の細胞が20歳若返ったと発表した。当時彼女は45歳で、実際に白血球のテロメア

細胞の老化とともにテロメアが短くなる？

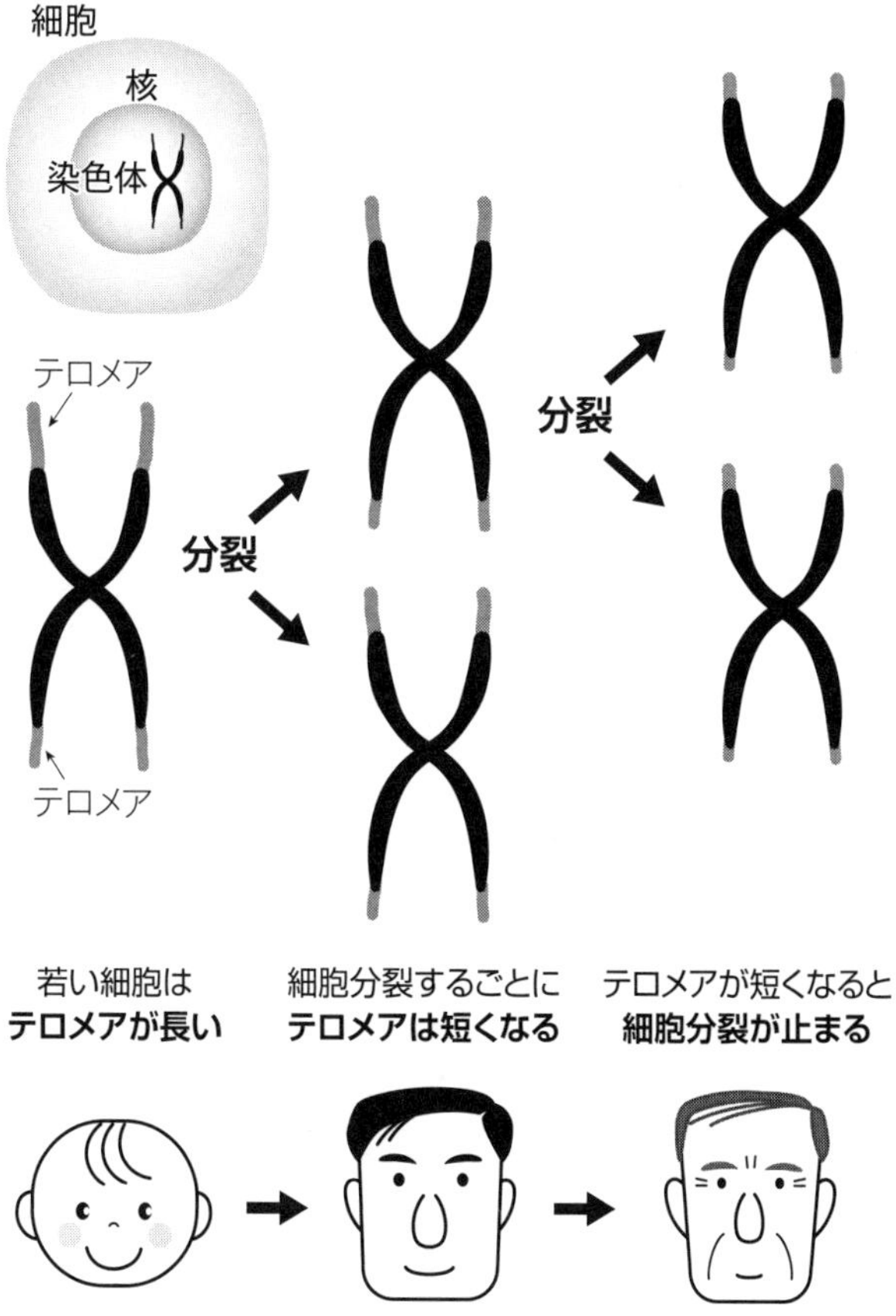

は伸びていたと本人は言うが、専門家は安全性や倫理面での問題を指摘している。

それでも人類の若返りへの欲望は止まらない。2019年、アメリカのバイオベンチャー Libella Gene Therapeutics 社は20歳若返る「アンチエイジング遺伝子治療」の臨床試験を世界で初めて行うと発表した。場所はこちらも南米のコロンビアで、施設内IRB（治験審査委員会）で承認済みだという。費用は通常の臨床試験とは違い、被験者が支払うという異例のもので、その額は100万ドル。テロメアを長くすることに焦点を当てる治療で、マウスでは老化を抑制し、寿命が延びる結果が出ていると同社は主張する。

しかし、小林教授は「細胞の老化を無理やり止めることは、がんのリスクを高めることになる」と指摘する。

「そもそも寿命が延びると、DNAの傷が蓄積されてしまうため、細胞ががんになりやすくなるのです。テロメアを伸ばすことはできても、がんになることは防げない。細胞は老化すると死んでいきますが、これは一方で細胞ががんになる前に殺す仕組みでもあるわけで、生物にとって必要な生理作用です。しかしこの会社の試みは、本来は死滅するはずの細胞を、無理やりテロメアを伸ばして死なないようにしてしまう。だからDNAが傷ついた細胞ががんになる可能性があります」

そもそもテロメアが寿命と関わっているというテロメア仮説自体がヒトには当てはまらない可能性があると小林教授は言う。

「テロメアの端を伸ばして寿命を延ばそうという説明には、いくつかの心配な点があるのです。人体の中でテロメアが短くなるまで細胞が分裂するかというと、そこはよくわかっていません。その前に細胞が死ぬ場合が多いとも言われています。お年寄りと赤ちゃんのテロメアの長さを比べると、お年寄りのほうが多少短いけれど、じつはそんなには変わらない。個人差の方がかえって大きい。つまり私たちは、テロメアが短くなって老化しているわけではないのかもしれません」

「最大寿命」と「健康寿命」

最大寿命には限界がある。だが、平均寿命が延びるとともに、健康寿命も大きく延びてきたと小林教授は指摘する。

「私が子どもの頃、70歳はかなりのお年寄りに見えましたが、今の70歳はお元気な方が多いでしょう。40年前と比べて現在は10年ほど健康寿命が延びています。そう考えると、昔の70歳の人は、現在だと80歳の状態だと考えられます。科学的データだけではなく、私たちの実感でもそうですね。たとえば『サザエさん』の波平さんは54歳の設定ですが、今だと70歳かそれ以上の雰囲気に見えます」

健康寿命が延びた背景には、栄養状態、公衆衛生と医療体制の改善があると小林教授は話す。とくに栄養状態は重要で、人類は動物性タンパク質をとるようになったため免疫力が強くなったと考えられている。

「日本の伝統的な食事がいいという人もおられますが、それだけでは寿命は延びていません」（小林教授）

一方、過度なストレスは細胞に悪影響を与えるが、ストレスがまったくない状態が望ましいわけでもない。

「これは生理学では有名な話で、ちょっとだけストレスがかかっている状態が一番いいとされています。負荷がかからないと、抵抗性があがっていかないからです」

大量では有害だが、少量だと人体を活性化させることは「ホルミシス効果」と呼ばれる。たとえば、少量の放射線は生物の活動を活性化させるという。あるいは、アメリカのカリフォルニア大学ロサンゼルス校の研究では、カレーの香辛料であるウコンの成分クルクミンが軽微なストレスになって記憶力が改善されたことをマウスを使った実験から明らかにしている。

「老化細胞」の周辺から老化が始まる

　では、健康寿命が延びたとき、細胞レベルではどんな変化が起きているのだろうか。

「一つには免疫力が強くなって老化細胞が減ったから、健康寿命が延びてきたと考えられます。老化細胞は赤ちゃんにもお年寄りにも変わらずありますが、高齢になると老化細胞を除去しきれなくなって、その周辺から老化が始まる。だから老化細胞を除去できれば、かなり高齢になっても老化症状が和らぐ可能性があるのです」

　細胞はＤＮＡに変異が溜まると分裂を停止する。その二度と増殖できなくなった細胞が「老化細胞」である。老化細胞は死んで、新しい細胞に置き換わってゆく。しかし、老化細胞が死ぬことがないまま体内に残ってしまうと、炎症性物質を出して組織に害を及ぼすようになる。動脈硬化など生活習慣病も、老化細胞が関与していることが明らかになってきた。老化の根本的な原因は、組織や臓器の小さな炎症があらゆるところに過度に起きることである。そうした慢性の炎症を起こしている原因の一つが老化細胞であるわけだ。

　老化細胞は加齢によって増えるだけではなく、腎不全や動脈硬化、糖尿病などさまざまな生活習慣病でも増加する。また、紫外線や放射線によるＤＮＡの傷や、酸化ストレスによる傷などでも老化細胞となる。つまり、老化細胞によって、体全体の老化の進み具合は決まってくるとも言える。

老化細胞だけを除去する方法

ならば老化細胞を取り除く薬を作ることができれば、さまざまな生活習慣病を改善することができるのではないか？——そんな問題意識で研究に取り組んできたのが東京大学医科学研究所所長の中西真教授である。

中西教授は、老化細胞と個体の老化制御、加齢に伴うがん発症の解明を専門とし、内閣府及び国立研究開発法人日本医療研究開発機構（ＡＭＥＤ）が進める「ムーンショット型研究開発事業」において、「炎症誘発細胞除去による１００歳を目指した健康寿命延伸医療の実現」に関するプロジェクトマネージャーも務めている。

この中西教授の研究チームが発見したのが、老化細胞の生存に必要な酵素の一つであるＧＬＳ１（グルタミナーゼ１）である。

「ＧＬＳ１は、アミノ酸の一種であるグルタミンを、体内でグルタミン酸に変える性質を持っています。これらは名前も似ていますが、性質もほんの少ししか違いません。グルタミン酸は細胞が増殖するためのさまざまな原料になりますが、比較的量の多いアミノ酸で、GSL1がなくても、食物から摂取できます。有名なのが味の素などの旨味成分です。もちろんストレスなどでグルタミン酸からできる多くの生体物質が必要となり、GLS1が必要となる場面もあると思いますが、通常の状態ではグルタミン酸の合成を一過性に阻害しても、体に大きな影響はないと考えました」

ところが、このグルタミンがグルタミン酸になる過程で、もう一つ重要な物質ができるのだという。

「グルタミンのアミノ基から、アンモニアがつくられます。これまでは細胞の機能に不必要な『ごみ』だと思われていましたが、アンモニアこそが老化細胞の生存に必要なものだということを明らかにしました。ならば、アンモニアが生成される過程をブロックしてやれば、老化細胞は死んでいくはずです」

アンモニア産出過程がカギに

年をとった細胞はタンパク質をうまく作ることができなくなる。それらは細胞の中のできそこないのタンパク質を壊す、いわば工場のような場所に溜まっていくのだという。

中西教授は、細胞を日本に喩える。

「日本の中で自動車メーカーが車を造っています。ちゃんと自動車を造れればいいけれど、ときには動かなかったりハンドルがない自動車もあります。それらはスクラップ工場に回されますが、工場がいっぱいになると、車を壊せなくなって工場に穴があきます。すると、工場から酸性の廃液がどんどん流れてきて、日本全体が汚染され、人が住めなくなってしまう。そうなったら困るので、酸性の廃液をアルカリ物質で中和して、人が住めるようにしようということになる。そこでアルカリ物質のアンモニアが必要になってくる。そのために、老化細胞はグルタミンをグルタミン酸に一生懸命に分解し代謝して、アンモニアを産生して中和することで、生き残ってきたのです」

このような老化細胞は、加齢だけで発生するわけではない。紫外線や放射線でＤＮＡに傷がついたり、酸化ストレスによってタンパク質や細胞内小器官が傷ついたような細胞も、老化細胞となる。

「細胞は、基本的にすべて生き続ける術を持っています。古くなった老化細胞もまた、なんとか生き残ろうとして、グルタミンをグルタミン酸に代謝してアンモニアを産生するこ

老化細胞を除去する

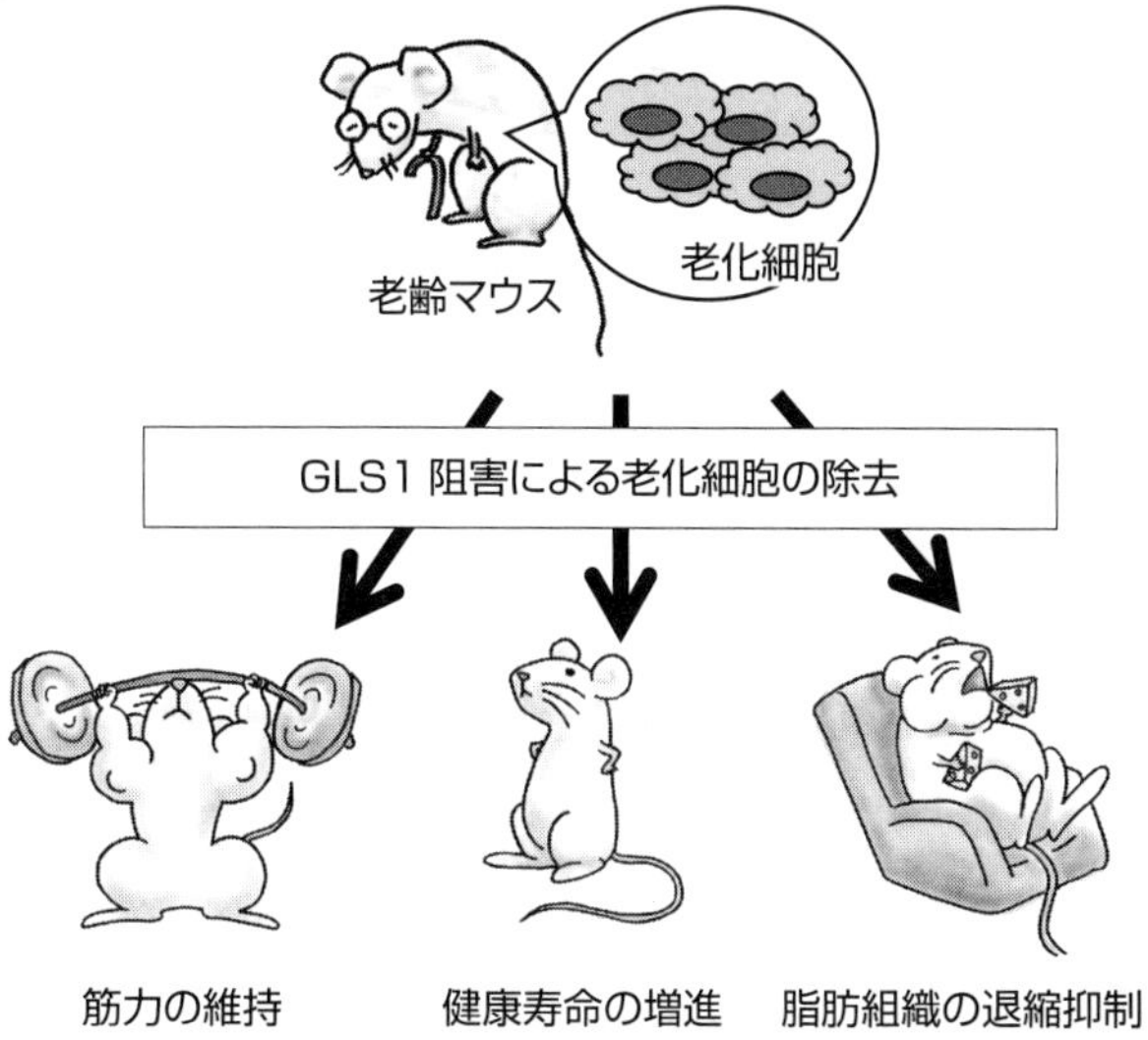

提供：中西真教授

とで生き延びているのです。

一方、若い細胞や正常な細胞はアンモニアを産生せずとも生き残れるので、アンモニア生成過程をブロックしてやっても影響がないことも明らかになりました」

老化細胞が体内に蓄積されると慢性炎症が引き起こされる。老化細胞は細胞分裂をしなくなっても体内に留まっているものだが、なぜそのような細胞が体内で生き続けることができるのかは謎だった。中西教授らの研究によって、老化細胞の生存を可能にしているのがＧＬＳ１だったことがわかった、というわけだ。よって、このＧＬＳ１の働きを止めてしまえば、老化細胞は生き延びることができなくなる。

実際、ＧＬＳ１を阻害する薬をマウスに注射すると、老化に伴って起こるさまざまな臓器や組織の機能低下が改善したという。ＧＬＳ１の働きが阻害されたことで、老化細胞が除去され、慢性炎症が抑え込まれたからだ。また、この阻害薬の効果はそれだけに留まらず、マウスの高齢期の筋力低下（フレイル）も改善した。

「老化予防というより、老化改善です。老いたマウスに投与すると機能が改善しました。つまり年をとった後でも効くということです」

現在アメリカでは、がんの治療薬としてＧＬＳ１阻害剤を人に投与する治験が行われており、すでに第Ⅱ相臨床試験（比較的少数の患者を対象とし、主に治験薬の安全性や有効性などを調べる試験）に入っている。中西教授は「がんも老化細胞による慢性炎症が一因になっていると考えられるため、がんの予防薬にもできるのではないか」という。

「老化細胞を取り除けば、慢性腎臓病や動脈硬化、糖尿病、がん、アルツハイマー病などを防ぐことができるかもしれない。こうした薬によって、平均寿命は１００歳を超え、人類の最大寿命である１１５歳に近づけられるかもしれない。そして寝たきりではなく、最後まで健康に寿命を迎えられる時代がいつか来ると期待しています」

老化細胞にもメリットはあった

老化細胞除去薬はセノリティックドラッグと呼ばれ、今や世界中で開発が進んでいる。

一方で、老化細胞は人体に悪い影響を及ぼすだけではないと、大阪大学微生物病研究所の原英二教授は警鐘を鳴らす。

生命科学者である原教授は２０１３年、肥満による腸内細菌の変化が老化細胞を誘導し、肝がんの発症を促進することを発見して英科学誌「ネイチャー」に発表、その年の米科学誌「サイエンス」の「10大成果」の一つに選定された研究者だ。ちなみに、原教授は大学院修士課程修了後に海上自衛隊に入隊したが、船酔いすることに気づき、大学院に戻って分子生物学の研究に邁進したという特異な経歴を持つ。

「老化細胞を除去すれば加齢に伴う疾患が治るという考えに期待はしていますが、ある程度慎重になる必要もあります。確かに、老化現象の一部に細胞老化が関係していることは間違いないと思いますが、それはおそらく原因のほんの一部であって、すべてではないでしょう」

フランスの研究グループによると、老化細胞を除去することによって、場合によっては寿命が縮んでしまうことが明らかになった。老化細胞の中には、肝臓の類洞（毛細血管）内皮の機能を維持するための細胞が存在する。それを薬によって除去してしまうと、類洞がボロボロになり、肝機能も低下し、マウスの寿命はかえって短くなってしまったという。そ「そもそも老化細胞はがんなど体に危険な細胞の増殖を止めるために存在しています。その一部の細胞が炎症性サイトカインなどを分泌して慢性炎症を引き起こすこともあるが、わざわざ炎症やがん、動脈硬化を引き起こしたりするためにそういう物質を分泌しているとは考えにくい。つまり老化をおこした細胞はすべてが悪ではなく、免疫の活性化や傷の修復などに関して良い働きをしている可能性が考えられます。もともと老化細胞はがん抑制機構ですから、がん細胞の増殖を止める良い機能もあるのです。悪い老化細胞もあるけれど、良い老化細胞もある。しかし、現在知られているセノリティックドラッグではそれを区別できませんので、危険性も考慮しなければなりません」

老化と死はプログラムされている

私たちの身体には細胞をリフレッシュする「オートファジー」という機能がある。時間の経過とともにモノが劣化するのは、私たちの常識からすると普通だ。当然、人間も年をとれば劣化するのが自然のように見える。

だが、オートファジー研究の第一人者である大阪大学大学院生命機能研究科の吉森保教授は、「細胞は非常に優れたメカニズムを備えているので、本来なら老化もしないし、死なないはずなんです」と指摘する。

細胞には、つねに健康な状態を保つ仕組みがあり、これを「恒常性」という。「恒常性が破綻しない限り、老け込むことも死ぬこともない」と吉森教授は説明する。

しかし、実際には人間は老化するし、死ぬ。

「これは僕の個人的な意見ですが、老化と死は、ある程度遺伝的にプログラムされているのではないかと思います」

ではなぜ老化と死があらかじめ私たちの身体にプログラムされているのか？

――その謎を解くカギが、オートファジーであるというのだ。

オートファジーはギリシャ語で、「オート」が「自分」、「ファジー」が「食べる」を意味する。「自食作用」と訳され、細胞が自己を分解する機能を指す。オートファジーの発見は１９５０年代だったが、東京工業大学栄誉教授の大隅良典博士がオートファジーのメカニズムに必要な遺伝子を発見したことで飛躍的に研究が進み、大隅博士は２０１６年にノーベル生理学・医学賞を受賞した。

吉森教授は大隅博士とオートファジー研究を行い、酵母のオートファジーの仕組みが動物にも存在することを発見した。さらに吉森教授の研究により、オートファジーは老化や免疫、寿命に大きく関係していることが明らかになった。なぜならオートファジーは、発がんや、アルツハイマー病などの神経変性疾患、２型糖尿病などの生活習慣病、感染症などを抑止するからである。

では、オートファジーとはそもそも何かをここで解説しておこう。

「オートファジーの役割の一つが細胞の新陳代謝です」と吉森教授は言う。

人間の必須栄養素であるタンパク質は、摂取した後にアミノ酸に変わり、ほとんどがエネルギーに使われる。

「ところがそれだけではなく、人間は１日に２４０グラムぐらいのタンパク質を作り出している。その量はステーキ１枚分ぐらい。タンパク質を分解してはまた同じものを作る、ということを繰り返す。見た目は変わらないので、長年この意味はわかっていませんでした」

オートファジーのメカニズム

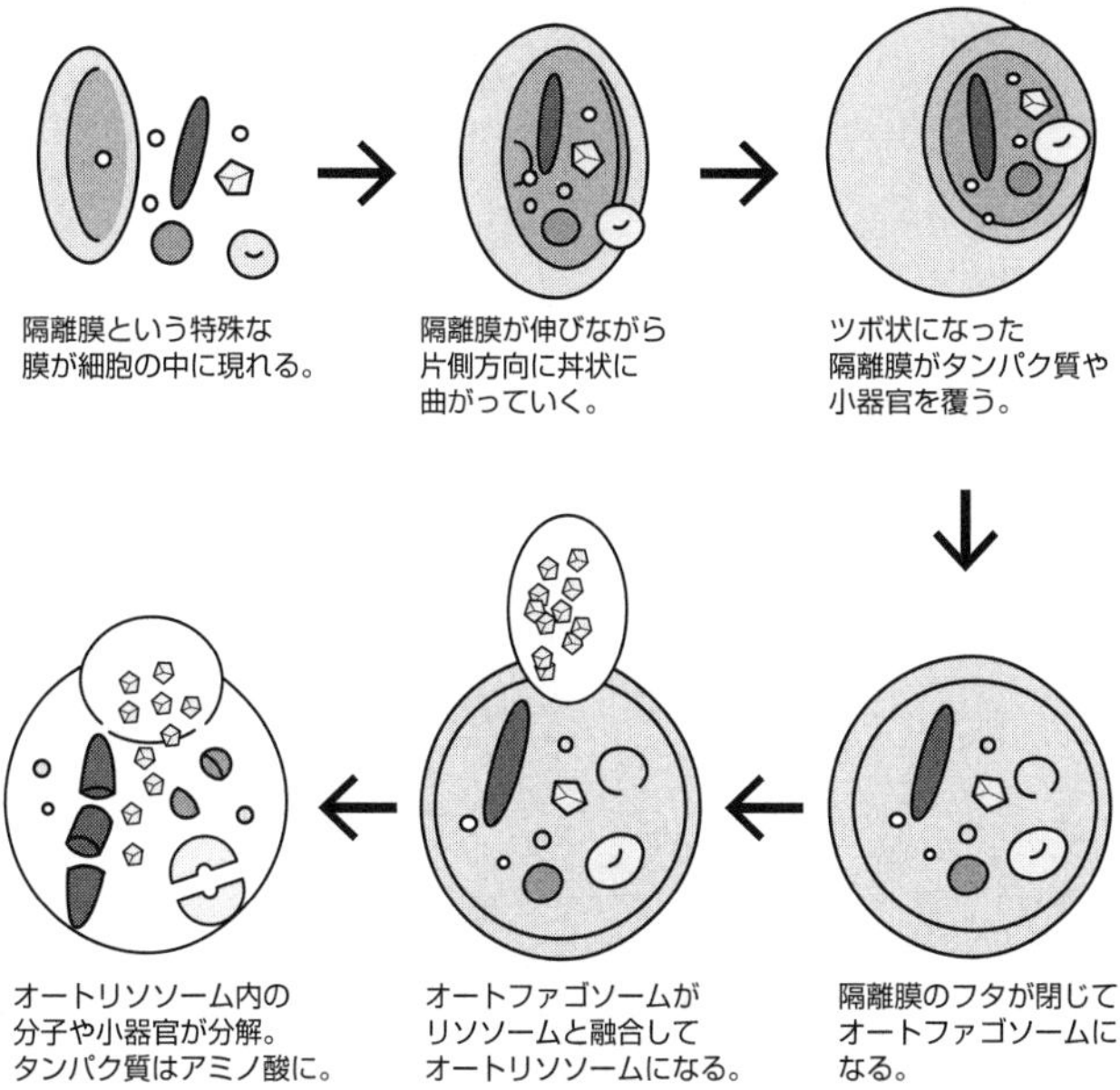

- 老化によって生じた有害物を除去することにより、免疫力を維持し、健康寿命を延長することができる。
- オートファジーが低下すると、がん、生活習慣病の悪化、感染症にかかりやすくなるなどの弊害が！

細胞を構成するタンパク質は、合成と分解を繰り返す。そして細胞の中の余計なものを、細胞自体が取り除く、掃除機のような役割を果たしているのだ。

このタンパク質を分解するのがオートファジーである。

「実験でこの合成と分解の流れを止めると、健康な細胞もすぐに病気になってしまいます。私たちの細胞は、自身を少しずつ壊してはそのぶん新しいものに入れ替えているのです。それは車の部品を毎日交換しているのと一緒です。新車を買っても何十日かしたら中古車になりますが、もし毎日部品を替えていたら何十日経っても新車のままでしょう。

別の言い方をすれば、伊勢神宮が式年遷宮で建て替えられるようなもの。外見は変わらないように見えても、中身が少しずつ入れ替わって若返っているのです」

「ルビコン」の増加で年をとると太る

吉森教授はここでさらに重要な発見をした。

従来、細胞の中のなにを壊すかについては、ランダムに行われていると考えられていた。確かに、新陳代謝についてはランダムに行われているという。ただし、細胞の中に細菌やウイルスなどの病原体があったり、アルツハイマー病などの原因になる異常なタンパク質など、明らかに害になるようなものが現れると、狙い撃ちのように捕捉して壊してくれることが判明した。

オートファジーの活性が低下することによって引き起こされる病気は多い。細胞内に有害な活性酵素が残り、それが遺伝子を傷つけ、発がんの確率が高まる。オートファジーができないマウスを作ると、肝臓がんが多発することも明らかになった。

「アルツハイマー病、パーキンソン病、ＡＬＳ（筋萎縮性側索硬化症）などの神経変性疾患に共通しているのは、脳の細胞の中にタンパク質の塊ができてしまって、それによって細胞が死んでしまうことです。こういうものもオートファジーが分解してくれます」

だが、こういった生きる上で必要不可欠な機能を持つオートファジーの活性は、年齢を重ねると低下してしまう。なぜか。

「じつは、ある年齢を超えると、『ルビコン』というオートファジーにブレーキをかけるタンパク質が増え、オートファジーの活性が落ちるのです」

ルビコンは、吉森教授が発見したタンパク質だ。

吉森教授の研究室と大阪大学大学院医学系研究科の消化器内科学との共同研究によれば、脂肪肝になると肝臓でルビコンが増えることがわかった。

「細胞の中には脂肪を溜めるプールのようなものがあり、それがパンパンになって細胞全体が脂肪で膨らんでしまいます。普段はオートファジーが脂肪を分解しているのですが、オートファジーの活性が下がることによって、脂肪が溜まってしまうことを発見しました」

オートファジーの活性が年をとると低下してしまう原因は、このルビコンだという。年をとると肝臓だけでなく全身の多くの臓器でルビコンが増える。つまり年を取っただけで、高脂肪食を食べたのと同じ状態になってしまうというのだ。

「年をとるとルビコンの遺伝子が活性化します。これは何らかのスイッチが入るためではないかと思っています。老化と死は遺伝子にプログラムされていると言えるのかもしれません」

そう考えると、老化と死は逃れようのない宿命である。

もちろん、ルビコンが増えればすぐに死ぬわけではない。だが、実験で用いた線虫の場合、ルビコンがなくなると寿命が1・2倍長くなることも明らかになっている。つまりルビコンは寿命に関係しているのだ。さらに、ルビコンの蓄積は老化にも関わることを吉森教授は明らかにした。

「線虫は生まれて5日目で、老化によりあまり動かなくなります。一方、ルビコンをなくした線虫は2倍ほどよく動くことがわかりました。活動量が低下しないということは、老化していないと言えるでしょう」

「腹八分目」が長寿にも効く

このように動物実験によって、年をとることでルビコンが増えてオートファジーの活性が低下することがわかった。

だが、オートファジーの活性を低下させない方法があることも明らかになっている。摂取カロリーを制限し、温度を少し下げて寒冷状態にしたりすると、オートファジーの活性が下がらず、寿命が延びる。これは寿命延長経路と呼ばれる。

「つまり細胞にとってあまりハッピーじゃない状況に置かれた個体のほうが、長生きするのです。そこで我々が詳しく研究してみたところ、いずれの場合もルビコンが減り、オートファジーの活性が上がっていたのです」

ならば、断食によってオートファジーの活性を高めればよいのではないかという発想が生まれてくる。

実際、断食によってオートファジーを活性化させる長寿法なるものも流行している。ただ、よく言われる「16時間の断食がいい」という説の根拠は、科学的には存在しないと吉森教授は言う。

「確かに断食によってオートファジーは活性化しますが、断食しなければ活性化しないという言い方は間違っています。私も以前は1日2食にしていましたが、今は3食食べています。あまり面白くもないかもしれませんが、じつはオートファジーは昔から健康に良いと言われること——夜に睡眠を十分にとる、脂っぽい食事を避ける、腹八分目、適度な運動など——で活性化することがわかっているのです」

長寿と生殖は二律背反

寿命延長経路の一つとして、いわゆる去勢など「生殖細胞の除去」という方法もある。これもオートファジーの活性化と関係していると吉森教授は述べる。

「いろいろな動物実験で明らかになっていることですが、生殖細胞を除去すると、寿命は確実に延びます。人間でも、中国の宦官《かんがん》は長生きしたという記録があります。

私たちは、そもそもなぜルビコンが存在するのかを調べ、ルビコンが必要な場所とそうではない場所があることを発見しました。必要な場所の一つが精子でした。オートファジーの活性が上がりすぎると精子が作れなくなるので、ブレーキであるルビコンがないと困るのです」

　ということは、寿命の延長と生殖能力は、シーソーのような関係にあるということか？

「生殖と寿命は、二律背反的な関係にあると思います。たとえばカマキリのオスなどのように、生殖を終えたらその個体はメスの栄養になるだけというケースが生物学的にあります。これはまだ仮説の域を出ませんが、生殖細胞から何らかの合図が出て、老化のスイッチが入るのかもしれない」

　もしそうだとすれば、アンチエイジングのためには、生殖をやめればよいという話になってくる。ただ、その代わり、私たちは繁殖することを諦めなければならない。

　老化が治療できるようになったら、人間はあまり生殖しなくなるのだろうか。

「生物学的にはそれはありません。遺伝子レベルでの進化は何万年もかかるし、『治療』は体細胞レベルで行われるので、子孫には伝わらないため、遺伝子に影響しません」

　吉森教授はそう言いながらも、「ですが、社会的にはありえます」と続ける。

「現時点で、少子化が国家の問題になるほど、既に人はあまり生殖しなくなっていますよね。これは生物学的な問題ではなく、社会的な問題です。社会的な問題は解決可能です。しかし、たとえば本当に不死になったら、子どもを作る気を完全になくすかもしれません。それは社会的というより、哲学的な問題でしょうね」

そもそも、現在の人間の寿命は、生態学的には異常だと吉森教授は話す。

「人は知能の発達によって、衛生観念が生じたり、天敵を駆逐したりして、本来の寿命を大幅に延長してしまっています。遺伝子レベルではそのような状況に適応していないので(適応するようにまだ進化していない)、色々な問題が生じます。それに対しては、知能で介入対応するしかないのです。ちなみに、本来１２０歳まで生きられるとか、いや１５０歳だとかいう議論は、細胞及び組織の内在的な因子のみを考慮した場合の話です」

寿命を決めるのは、外的要因——天敵に食われるとか、災害や疫病など——も大きいという。

「文明が発達した江戸時代でさえ平均寿命は30代でした。つまり細胞には１５０歳まで生きる能力があるが、実際の死亡年齢はそういう外部因子で決まっていた、ということです」

老化と死は本当に不可避であるのか？

次章では、地球上のさまざまな生物の生存戦略をめぐる研究の最前線を紹介したい。

第二章　不老不死の生物の謎

注目されるハダカデバネズミ

最先端の研究によると、健康寿命は延ばせても、最大寿命には「１２０歳前後」という絶対的な限界があるという。老化と死はあらかじめ遺伝子にプログラムされており、老化した細胞にもがん細胞の増加抑制などのメリットがあることがわかってきた。また、「寿命の延長」と「生殖」は二律背反の関係にあり、アンチエイジングのためには生殖を諦めなければならない可能性があることも見えてきた。

だが、地球上には長寿と生殖を両立させている生物も存在する。本章ではそのような生物の研究の最前線から、ヒトの寿命を延ばせる可能性を探ってみたい。

＊

前章で、グーグルが15億ドルの投資をした老化研究所・カリコを紹介した。カリコでは、長寿の謎を解明するための研究対象としてハダカデバネズミに注目していたとされている。

ハダカデバネズミはその名のとおり皮膚に毛がなく、前歯が出ている体長10～13センチの小型のネズミである。アフリカ東部に生息し、サバンナの地中にトンネルを掘り、コロニーを作っている。目はほとんど見えず、鳴き声によって序列の区別をしている。

この個性的なネズミに世界の研究者が注目するのは、その寿命である。ハダカデバネズミの平均寿命は約30年で、３年が寿命とされるハツカネズミの10倍も長寿なのである。

もしヒトも同じように寿命を10倍延ばせるなら、最大寿命１２０歳の10倍の１２００年生きることも可能になる――と考える人たちもいると聞く。そんなことが実現できるカギが、このネズミに隠されているのだろうか。

真社会性を持つ種は長寿になる

熊本大学大学院生命科学研究部の三浦恭子教授の研究室では、約１４００匹ものハダカデバネズミが飼育されている。

三浦教授はｉＰＳ細胞でノーベル生理学・医学賞を受賞した山中伸弥氏の研究室で大学院生活を過ごして博士号をとり、その後の研究を模索していた。

そんな時、「もともと変な動物が好き」（三浦教授）だったところにハダカデバネズミの存在を知り、強く興味を持ったという。

ハダカデバネズミはデリケートな生き物で、強い香りが大きなストレスになってしまうということで、筆者は念のため化粧品の使用も避けて研究室を訪れた。飼育室に入ると、ケージの中で五重にも六重にも折り重なって眠るハダカデバネズミの姿が目に飛び込んできた。

ハダカデバネズミが長寿な理由の一つに、「分業制」があると三浦教授は言う。餌を運ぶ係や穴掘りをする係、生まれたばかりの赤ちゃんを守るために布団のように上に乗る「布団係」まである。

分業制をとる生き物には長寿のものが多く、その関連性については昔から研究されてきた。昆虫の中にはハチやシロアリのように、繁殖は女王様と王様だけが担い、他の集団はそれを手伝うという真社会性の生物がいる。哺乳類ではハダカデバネズミとダマランドデバネズミだけであると三浦教授は言う。

「真社会性を持つ種では、繁殖個体が長寿化する傾向にあることが知られています。繁殖個体が生殖細胞としての役割をもち、他のワーカーは体細胞としての役割をもって、集団全体があたかも一つの個体としてふるまっているかのように見えます（超個体）。そうなると繁殖個体を長生きさせる方が、集団が繁栄する可能性が高まるので、女王や王が長生きする方に進化していきます。ハダカデバネズミでも、ワーカーは20歳代が寿命ですが、女王と王は30年以上で、37歳まで生きている王の報告もあります」

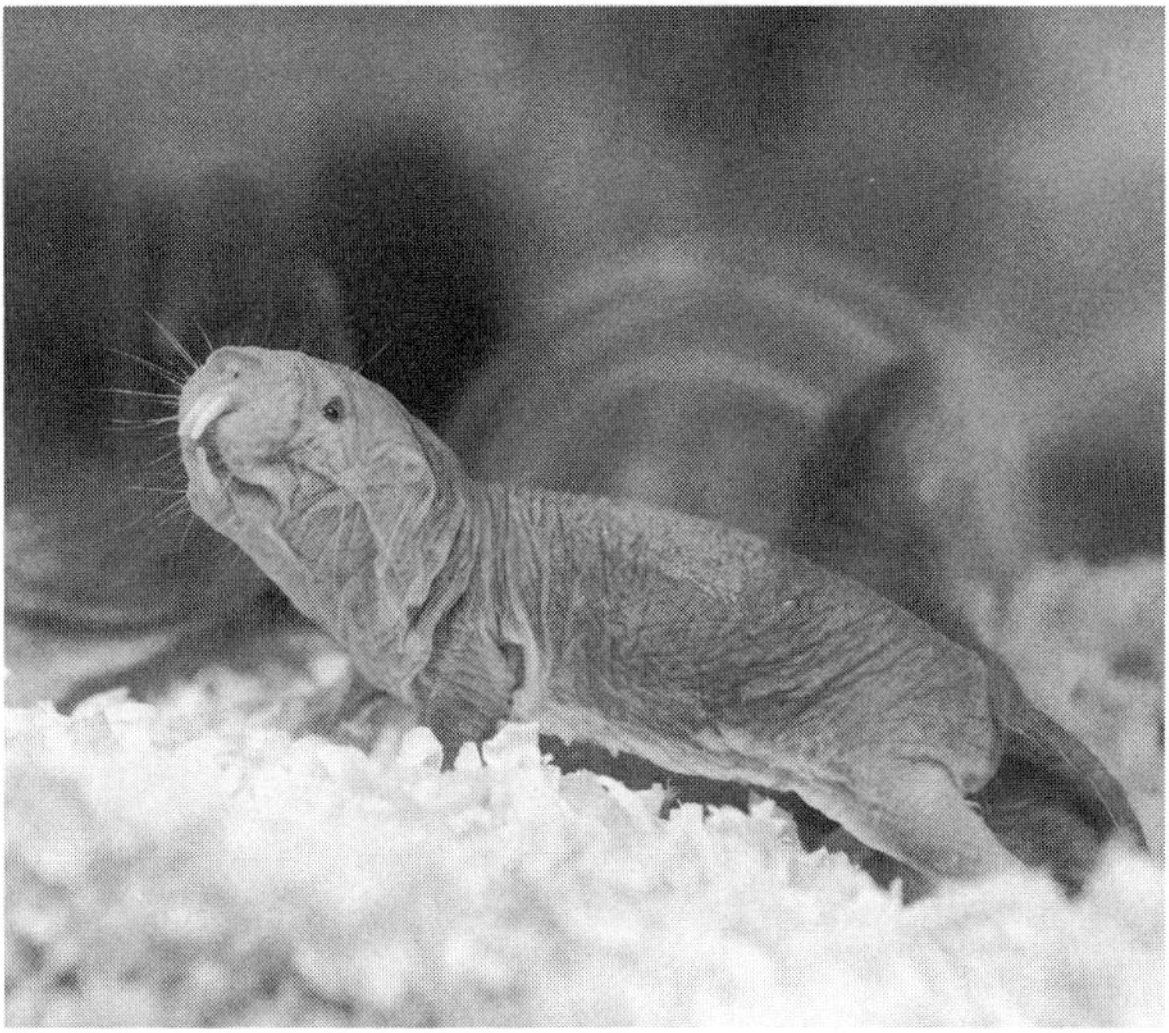

ハダカデバネズミ

女王はすぐに見分けがつく。少し背骨が長く、見た目が他のハダカデバネズミよりも白いからだ。ハダカデバネズミにおいては、上位の個体のほうが色が白くなる。序列が上がるほど外に出る機会が少なくなるから、メラニンを喪失していくのではないかと言われているそうだ。

「ストレスの分散、リスクの分散という意味では分業がいいかもしれませんね」

代謝が低いと長寿になる

だが、女王以外の個体も長寿なのは、これだけでは説明できない。そこにはハダカデバネズミ特有の機能があるのだという。

「ハダカデバネズミが長寿である理由のひとつは、総エネルギーをあまり使っていないからです。空気の出入りが少ない地中に生息しているので、あまり酸素を使わないように進化しており、無酸素でも18分間生きられます。また、餌が少ない環境に適応しているので、生まれながらに省エネでもあります。総心拍数はマウスの3分の1くらいと少なく、体温も代謝も低い。体温は32℃ほどで恒温機能が弱く、外気温が低下すると動けなくなります。そもそも体温を維持するための熱の産生にあまりエネルギーを使っていないことも、長生きの大きな要因だと思います」

他の動物でも、低酸素環境になると長寿になるという報告もある。マウスを低酸素・高二酸化炭素の環境で飼うと、少し寿命が延びたそうだ。

代謝が低い動物種のほうが長寿だと三浦教授は言う。一般的には代謝すればするほど活性酸素が出るなど、さまざまな要因で細胞のダメージが進むからだと考えられている。

ただ、これは種間で比べた場合の話であり、ヒトが無理やり代謝を下げるのはよくないかもしれない。むしろ適度な運動で代謝を上げるほうが体の恒常性の維持のためには良いというのが大半の研究の結果だ。

「低代謝の動物種の方が、体内の老化する速度がゆっくりになります。たとえば大きい動物のほうが体重に比べて体表面積が少ないので、結果的に熱放散が減るから、寿命が長くなるという話はあります。あとは非常に水温が低いところにいる生物や深海にいるシーラカンスのような生物も寿命が長い種が多い」

そう考えると、あまり動かずにじっとしている人の方が長生きするのだろうか。

「同じ種の中で比べた場合、少なくともヒトの場合は、筋肉を保つために適度に運動した方がいいでしょう。でも、常にあまり代謝を上げ過ぎるとよくないでしょうね」

強力なＤＮＡ修復力

ハダカデバネズミは、ゾウと同じようにほとんどがんにならない。それはＤＮＡにダメージを受けた場合の修復力が強いことが一因だと考えられている。

「私たちの研究では、ハダカデバネズミとマウスの神経幹細胞（神経細胞の元となる幹細胞）を培養して、同じ量の放射線を当てた場合、ＤＮＡへのダメージがハダカデバネズミの方が低いことがわかりました。照射された次の日に死亡数を比べると、ハダカデバネズミの細胞はあまり死んでいない一方、マウスの細胞は４割くらいが死んでいました」

ハダカデバネズミは人類とは遠い生物のように思えるが、ＤＮＡの修復に関わるタンパク質は、人間と共通だという。「ヒトでもそういったタンパク質の活性を上げれば、もしかしたら寿命が長くなる可能性はあるかもしれない」と三浦教授は話す。

さらに、インフラマエイジング（炎症による老化）と呼ばれる、慢性的な炎症が続くことで身体の老化が加速するメカニズムについても、ハダカデバネズミでは起こりにくいことを三浦教授らは明らかにした。

慢性の炎症が起きる原因は多様である。第一章（27ページ）で紹介したように、老化細胞が炎症性物質を出すことも一因となるし、環境からのストレスも要因となる。さらにＤＮＡがダメージを受けた場合に活性化する免疫細胞も、炎症の原因になる。

「炎症反応は紫外線や感染などの外部刺激に対する生体に必要な防御反応ですが、年をとると体の組織の中で慢性的な炎症が持続し、線維化が起こったり、臓器の機能が低下するような変化が起こります。このインフラマエイジングががんや老化関連の病気、糖尿病や心疾患、動脈硬化などを促進すると言われています」

人間についてもインフラマエイジングは注目されており、化粧品会社は肌の老化を防ぐためのケアとしてその研究に取り組んでいる。

「ハダカデバネズミにインフラマエイジングが起こりにくい要因の一つとして、内因性の炎症が起こりにくいことが今回初めてわかりました。プログラムされたネクローシス（壊《え》死《し》）である〝ネクロプトーシス〟を起こす能力が失われているのです」

細胞の死にはいくつかの種類があり、細胞にあらかじめプログラムされたアポトーシスという「きれいに死んでいく」細胞死に加えて、細胞が破裂しながら死んでいくネクロプトーシスという「プログラムされた細胞死」がある。このネクロプトーシスは強い炎症を誘導するが、ハダカデバネズミではネクロプトーシスを誘導するマスター遺伝子の機能が配列変異によって失われている。

「マウスにネクロプトーシスを起こさないような薬を投与すると、発がん剤を投与しても組織の炎症が起こりにくくなって、がんができるのが遅くなることを明らかにしました。人間においても、ネクロプトーシスを起こさないようにした場合に、もしかしたらがん抑制や老化抑制につながるかもしれないですね」

年をとっても死亡率が上がらない

細胞の老化についても、ハダカデバネズミは老化細胞を除去するメカニズムを持っていることが明らかになったという。

　個体老化の指標でいちばんわかりやすいのは死亡率である。年をとったら死にやすくなる。人間でも20歳の時よりも50歳、さらに80歳の方が死亡率は高い。

「マウスも年齢によって死亡率が上昇します。しかしハダカデバネズミは年齢によって死亡率が上がらない。ケガとか環境の変化で死ぬことはありますが、死亡率は一定です。つまり、加齢による変化が起こらない、老化しにくいことがわかります」

　長寿の生物として有名なカメも年齢を重ねても死亡率が上がらないことが科学誌「サイエンス」（２０２２年6月23日号）に掲載された。ペンシルベニア州立大学とノースイースタン・イリノイ大学の研究者たちが、カメを含む爬虫類や両生類の加齢に関する研究を行い、カメは年をとっても体が変化せず、「無視できる老化」と結論づけている。だが、カメは不死ではなく、長寿ではあるがいつかは死ぬ。つまり、死ぬ可能性が年齢に関係しないということだ。

「昔の論文でさまざまな動物の死亡率を調査したものがあって、たとえばサバクゴファーガメは年をとるほどに逆に死亡率が低下していくと報告されています。事故やエサがとれないなどで結局は死ぬのですが、でも老化はしていないと考えられます」

老化しない生物は理想なのか？

これらの生物の事例からわかることは、死ぬことは避けられないが、生物にとって老化は必然ではないという事実だ。

老化しない——これは人類の夢の一つである。ハダカデバネズミのように生きるのは理想なのか。しかし三浦教授はそれを否定する。

「ハダカデバネズミみたいに生きるには、まず恒温機能を捨てないといけません。年中エアコンで30℃に保つ必要がある。外が37℃ならすぐに死にますし、25℃以下でも動けなくなってすぐ死にます。

またハダカデバネズミは低酸素で暮らすことが長寿に関連していると考えられますが、これを実現しようと思うとなかなか難しい。外出する時は宇宙服みたいなものを着ないといけなくなる。最大寿命は１２０歳でもいいけれど、健康な期間（健康寿命）はなるべく延ばせると良いですね」

寿命を延ばすと世代交代が遅くなる

さらに、人為的に寿命を延ばすこと自体に、三浦教授は疑問を感じているという。

「種としての適切な増え方と繁栄の仕方があると思います。だから、私自身は永遠に生きたいとか、若返りたいとは全く望んでいません。永遠に生きるように寿命を延ばせば、世代交代のサイクルが遅くなるためどんどん子どもを産まなくなってくるでしょう。そうすると環境変化への適応力は低下すると考えられます。

だから、ハダカデバネズミのいいところを何因子かピックアップしてヒトに導入することで、老化が防げたり、がんや糖尿病、アルツハイマー病などの加齢性疾患になりにくくなって、みんなが100歳くらいまで健康に生きるというのがいいと思っています」

そこには人間の特殊性もあると、三浦教授は指摘する。

「ヒトは遺伝的な要素だけではなく、技術や知識、文化などさまざまな知を社会全体へ広げて継承していく種だと思います。そういう意味では個人の命も大事だけれど、社会全体としての知の発展も大事でしょう。

経験豊富で見識がある長老や、しっかり頑張る中堅世代、さらに熱意で突っ走る若い世代が、良いバランスで存在していてこそ、豊かな時代を作っていける。全員が500歳まで生きても、今のような技術発展があるとは思えません」

死なないベニクラゲの謎

人類最古の文学作品として知られる古代メソポタミアの「ギルガメシュ叙事詩」は、約４０００年前にシュメール人によって書かれた。そこには、永遠の命を求めるギルガメシュがこのような言葉を投げかけられる場面がある。

「ギルガメシュよ、あなたはどこまでさまよい行くのです――あなたの求める生命は見つかることがないでしょう――神々が人間を創られたとき――人間には死を割りふられたのです」（矢島文夫訳）

ハダカデバネズミやカメなどの生物から、老化は必然ではないことがわかった。けれども、避けられないのは死である。この世に生きとし生ける者にとって死は必然であり、運命だと考えられていた。

しかし、4～10ミリほどの小さな生物の発見が、死は必然ではないかもしれないことを証明していると研究者たちが言う。死は必然ではなく、生物が生存戦略として選択してきたものである、と。

不老不死の生き物として知られるベニクラゲは、まるで死ぬことを拒絶しているようである。命の危険に晒されると、ベニクラゲは時間を逆戻りするかのように細胞の未分化の状態にどんどん若返っていく。そしてポリプと呼ばれる若い形態にまで戻り、そこから再び若い細胞に分化して、もう一度新しい生をやり直す。そのため、老人の姿で生まれだんだんと若返っていく男の映画『ベンジャミン・バトン　数奇な人生』にちなんで、ベンジャミン・バトン・クラゲと呼ばれることもある。

和歌山県有田郡湯浅町にある城を模した温泉施設「湯浅城」の一角に「ベニクラゲ再生生物学体験研究所」がある。久保田信所長はベニクラゲ研究の第一人者で、２０１８年に京都大学准教授を退官後、私設の研究所を開いた。

久保田所長は開口一番、こう言い放った。

「私はこのクラゲを14回若返らせました」

久保田所長がクラゲを若返らせるヒントを得たのは、鹿児島県で甲殻類の仲間であるカイアシ類が体全体に刺さったベニクラゲを発見し、それが団子状のポリプに戻ったところを見たからだという。そこで久保田所長はクラゲを針でつついてストレスを与えたところ、10回まで若返りをさせることに成功。さらには14回まで若返らせることができた。

しかも、14回若返らせた時は、クラゲは何の刺激もなしに自然に若返り続けた。これは研究室における世界最多の記録だという。もっとも、実際に海の中では何度若返っているのかは誰もわからない。

「弱い個体ほど若返る」仮説

だが、不老不死なのに、なぜ15回目の若返りをできずに死んでしまったのか。

「台風の影響で、飼育する水槽の海水に淡水が流れ込んできてしまったからです」

不老不死の生物でも、死ぬものなのか。

「それは生きもんだから、どうしても命の限界があります。若返ることはできるけれども、食べられたり、温度など環境の変化によっては死んでしまうこともある」

若返りは環境的なストレスや物理的なダメージによって誘引されるが、うまく若返って生き残れるクラゲと、生き残れないで死んでしまうものがいるという。その違いはいまだにはっきりわかっていない。

「14回も若返ったのに、真水になると伝染病にかかったみたいに次々と死んでいきました。それからも何度も飼育してきましたが、今は1匹も残っていません。じつはベニクラゲは弱い生き物だと思います」

　自然界のベニクラゲは捕食動物に対してほとんど無防備だという。環境の変化にも弱い。久保田所長は「弱い個体の方が若返るのではないか」という仮説を唱える。

「ポリプからうまく分化できなかったクラゲが、若返っているのではないか。ポリプからおしくらまんじゅうのようなことをしてクラゲが外に飛び出してくるのですが、そこで負けたやつが若返っている可能性もあります」

　弱い個体ほど若返り、不死になれる——もしそれが本当であれば、教訓を含んだ話のようにさえ思える。しかし、同じ個体が若返り続けていたら、世代交代による多様性という生存戦略は捨てることになるのだろうか。

「お父さんもお母さんもおじいさんもおばあさんも若い女の子も男の子もみんな何度も若返って、自分自身を残していく。そうすると、オスとメスだったら近親相姦にもなるかもしれませんよね。そういうことを阻害する何かを出しているのかもしれないけれど、あまり良くないですよね。ちょっとパラドックスですよね」

ベニクラゲ音頭に込めた思い

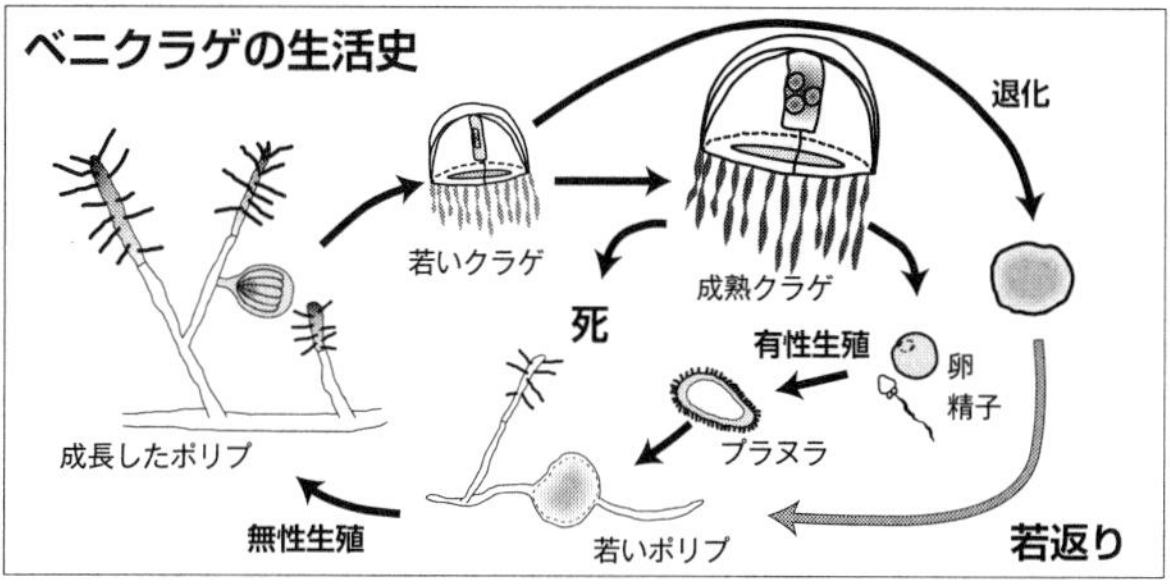

僕は僕は　若返ることが　できるんだ
もうだめだと　思ったら
ポリプにもどって　１《ワン》、２《ツー》、３《スリー》
またまた　人生を　やり直すことが　できるんだ
みんなは　一度だけの　人生だから
今を　大切に　しておくれ
ア、ソウレ、ベニ　ベニ

これは久保田所長が京大在籍時代に作詞した「ベニクラゲ音頭」である。久保田所長自らこの歌を歌い、ＣＤも発売した。さらに、久保田所長はベニクラゲのように不老不死の体を手に入れて、宇宙に行って研究を続けたいと公言していた。けれど、その後この研究を引き継ぐ人もなく、研究費もつかずにパソコンも顕微鏡も古くなってしまった。「ベニクラゲ音頭」を歌う時に使用していた赤いクラゲのかぶりものも、放置され、ホコリを被ったままだ。遺伝子解析技術もなく、なかなか若返り機構の解明は難しいのではないかと語っていた。

「まあ宇宙は広くて、行くなんて大変でしょう。私のように年とったら、国から国に移動するだけでもう大変なんですから、宇宙に移住なんて夢みたいなものです。それに時代が進んでいくと、高齢者はついていけない可能性もあるし、やっぱり世代交代する現状がいいのかもしれないですね。不老不死になれるんだったら面白いかもしれないけど、結構生きるのが大変かもしれませんね。ちょっと夢を見すぎとったかもしれないです」

ベニクラゲも、遺伝子としては残っていても、たぶん何億年も生きている個体はいないかもしれないと久保田所長は言う。

「やっぱり新しいものに変わっていかなくちゃいけない、ずっと生き続けるということは、物語でしかないかもしれない。若返るベニクラゲといえども、生命には限りがあるのかもしれないとここ数年思うようになってきました。生き物のバランス、地球のバランスですね」

「若返り遺伝子」の発見

結局、ベニクラゲから若返りの秘訣は見つけられないのかと思われたが、２０２２年12月に大きな進展があった。

これまで困難だったベニクラゲのゲノム解読に、かずさＤＮＡ研究所と東京電機大学、そして久保田所長のベニクラゲ再生生物学体験研究所が共同で成功したのだ。

そこで見えてきたのは若返りに寄与する遺伝子の存在である。研究代表者のかずさＤＮＡ研究所遺伝子構造解析グループの長谷川嘉則グループ長は、久保田所長のカラオケ仲間で、「是非一緒にやろう」と熱心に説得されたという。

これまでベニクラゲの遺伝子が読めなかったのは、クラゲが大変小さくて、さらに体重の90%以上が水分のため、解析に必要なゲノムＤＮＡが十分に取れなかったからだという。

今回使用したベニクラゲは和歌山県田辺湾で4年ほど前に採取したものだが、このような人工的な飼育は困難だとされてきた。ベニクラゲは条件が整えば何度でも若返るにもかかわらず、じつは少しの環境の変化にも敏感で、すぐに死んでしまうことも多い。

だが、東京電機大学がシャーレの中で人工的にクラゲを増やす新たな飼育方法を確立して成功させ、十分な数を集めることができるようになった。

そこで、同じＤＮＡをもつクローンであるベニクラゲ１５００匹を混ぜて、ようやく3

マイクログラムのゲノムＤＮＡを抽出。１マイクログラムは１ミリグラムの１０００分の1である。１５００匹のベニクラゲを使って解析に必要な1個体由来のＤＮＡを得ることが可能になったというのだ。

そうして遺伝子解析をしたところ、ベニクラゲの遺伝子は約2万３０００個と推定できたという。それを他の生物の遺伝子が登録されているデータベースと突き合わせた。データベースに登録されている生物は、イソギンチャクやヒドラから、ヒト、マウス、昆虫や細菌まであり、その数は遺伝子配列をタンパク質配列に変換した場合、5億１７００万個あった。それに照らし合わせて相同性を調べたところ、ベニクラゲに特異的な遺伝子は16%だったと長谷川グループ長は言う。

「この16%の中で、ベニクラゲが脱分化や再分化をする時に特異的に働いている遺伝子をピックアップしました。この期間に働いているのは、ベニクラゲの若返りに寄与する遺伝子の可能性が非常に高いと考えています」

そこにはヒトの若返りについてカギを握ると言われるＥＳ細胞やｉＰＳ細胞と共通の遺伝子はほとんどなかった。つまり、ベニクラゲの若返りは、これまで誰も知らなかったベニクラゲに特異的なまったく新しい「若返り遺伝子」によって行われているということが明らかになった。研究チームは現在、ベニクラゲの特異的な遺伝子を他の生物に導入し、若返るかどうか研究を進めている段階だという。

とはいえ、ヒトとベニクラゲでは生き物としてまったく違うように思えるが、どうなのだろうか。

「もちろんヒトとクラゲは違いますが、80%くらいは同じ遺伝子です。そのなかで、若返りの際にはベニクラゲの特異的な遺伝子が協調して働いていることがわかりました。ヒトをいきなり若返らせるのは難しいかもしれませんが、肌の老化を遅らせるなどの応用ができる可能性は高いと思っています」（長谷川グループ長）

ターコイズキリフィッシュの寿命サイクル

長寿の生き物の生態は生物学的には興味深いが、問題はそれを人に応用できるかどうかの検証だ。そのために、飼育可能な脊椎動物の中で最も寿命が短いターコイズキリフィッシュから、ヒトの老化メカニズムの解明を行っているのが大阪大学微生物病研究所の石谷太教授である。

ターコイズキリフィッシュはアフリカ南部のジンバブエやモザンビークなど乾燥地帯に

生息する魚で、寿命は3～6カ月である。雨季にできた水溜まりで卵が孵化して一気に成長し、産卵し、乾季になると死ぬ。卵は土の中で過ごし、雨季になると孵化するというサイクルだ。

「ハダカデバネズミやゾウなど寿命が長い動物や１１０歳以上の高齢者から長寿にかかわると思われる遺伝子を見つければ、この遺伝子や分子がヒトの長寿にも関連しているかもしれないという仮説ができます。しかしその遺伝子を破壊した個体で寿命が短くなったとしても、その遺伝子が長寿の遺伝子かどうかはわからない。本来の寿命ではなく、病気で死んでいる可能性も否定できないからです。だからこそ、もともと寿命が短い生物の遺伝子を改変して、老化を抑えたり寿命を延ばしたりすることができるかを検証する価値があるのです」

　そこで寿命が短いキリフィッシュを研究対象に用いると、さまざまな知見が明らかになってきた。

「赤ワインなどに含まれるレスベラトロールという物質を水槽に入れると、魚の寿命が延びました。魚は食べさせたり、注射したりしなくても、皮膚や腸から物質を体に取り込ませることができるからです。また糖尿病の治療薬のメトホルミンを入れると、キリフィッシュは中年や老齢で死ににくくなり、臓器の老化も抑制される傾向が見られました。つまり健康寿命が延びたのです」

糖尿病治療薬の効果

メトホルミンは糖尿病の安価な治療薬として60年以上使われているが、さまざまな研究から人間の健康寿命を延ばすアンチエイジング効果がわかっている。

米国国立老化研究所は、低濃度のメトホルミンを投与したマウスは、そうではないマウスに比べ寿命が5％程度延びることを報告。さらにヒトの長寿遺伝子を世界で初めて発見したアルバート・アインシュタイン医科大学のニール・バルジライ教授らの研究チームは、メトホルミンの長寿効果を調べる臨床試験を始めると発表した。

メトホルミンに専門家たちが注目したきっかけの一つが、英国で実施された18万人以上のデータを用いた研究である。約7万8000人の糖尿病患者と同数の健常者を比べたところ、メトホルミンを服用する70～75歳の糖尿病患者は、糖尿病ではない人たちに比べ、死亡率が15％も減少し、寿命が長かったことが明らかになった。

レスベラトロールの効果についてはヒトでは賛否があるが、キリフィッシュでは効果が見られたという。石谷教授は「どのタイミングで投与するかも重要ではないか」と話す。

「老化への介入はなんでも早めがいいと考えられます。赤ちゃんの時とか、成長の過程からすでにDNAや細胞に異常が生じ始めていることが分かってきているので、早い時期から老化抑制操作を開始するのが大事だと思います。でも、それではお年寄りたちにとって夢がないですよね」

がんやさまざまな病気との関わりが指摘される腸内細菌についても、若い時と年をとった時とを比べると、人間と同様にキリフィッシュでも年をとると腸内細菌の多様性が減ることがわかった。さらに、若い個体の腸内細菌を少し老化してきた中年ぐらいの魚に入れ替えてやると、老化が抑制されて死ににくくなったという報告もあるという。

長寿のカギはアミノ酸代謝物か？

それにしても、なぜキリフィッシュはこれほど寿命が短くなったのか。

「面白いのは、雨季の長さが3カ月の地域と6カ月の地域では、寿命の長さが違うことです。種が違うわけではないのに、寿命は2倍くらい異なります。単に水が干上がるから死ぬんだろうとよく言われますが、そうではなく老化のスピード自体が違う。

僕の予測では、卵を休眠させるにあたって、水が干上がるより少し前ぐらいの頃から卵が産めなくなるような状態に適応したのではないかと考えています。卵がある程度成熟していないと休眠させることができず、無駄になってしまうからです」

石谷教授は、この二つの地域の魚を比較すれば老化速度制御因子を探せるのではないかと考え、研究を進めている。

「カギは代謝物だと思います。なぜなら、手だけ老化することはあまりなくて、全身で老化していく。つまり全身をめぐるような代謝物が、老化をコントロールしていると考えています。遺伝子やタンパク質は種によって違いますが、我々が重要だと予想する代謝物は生物種を超えて保存されているものなので、昆虫でも、人でも魚でも構造が同じです。ですので、魚で見つけた物質をヒトにもつなげていけるはずです」

石谷教授らが老化速度制御因子候補として注目しているアミノ酸代謝物は、寿命の長さや若さと相関して量が多くなる。

そこでゲノム編集技術を使って、キリフィッシュにこの代謝物を増やしてやると、年をとっても色艶が良くて、肉づきもいい状態のままだったことがわかった。

「今の段階ではこれを飲んだらすぐに老化を防止できるとまでは言えませんが、今後研究を進めて老化抑制につなげていけたら面白いと思います。そして老化の根源的なメカニズムを統合するような物質を見つけていきたい」

老化が「ガクッ」と進む理由

２０１９年、スタンフォード大学の研究チームが「ネイチャーメディシン」に発表した論文によると、ヒトの血中タンパク質を分析したところ、老化は一定のペースで継続的に進行するのではなく、34歳の青年期、60歳の壮年期、78歳の老年期の３つの段階で急激に進むことがわかった。このタンパク質から被験者の年齢を精密に予測できるともいう。さらに性差も見られ、男女で老化プロセスが異なることを示した。この血中タンパク質が、老化を治療するためのカギとなるのではないかと注目されている。

一方で、老化が「緩やかな坂」で進むのではなく、「階段」のようにある時点でガクッと進むのであれば、やはり老化は遺伝的にプログラムされていると言えるのではないだろうか。

「それは間違いない。生物はみんなそうだと思います。やっぱりそうしないと種が発展していけない。一個人としては、健康長寿にすることは可能だが、最大寿命である１２０歳の壁を越えることは厳しいかなと思っています」

若返りには常に懐疑的に思う部分があると石谷教授は語る。そもそもすでにＤＮＡにダメージがあるものに対して、たとえば見た目だけ若く回復させたとしても、臓器や細胞の状態は良くない。すでに傷ついている細胞のＤＮＡ自体を直すことはかなり難しいという。

「ただ、ＳＦじみたことですが……」と石谷教授は付け加えた。

「我々老化研究者が発見・開発する老化抑制物質を活用するのに加えて、若い時期からいろいろな老化予防につながる行動を丁寧に身につけていけば、最大寿命を延ばせる可能性はあるとは思います」

それはどんなものだろうか。

「食事や生活習慣はコントロール可能だと思います。そのためにも、老化のメカニズムがわからないと始まらない。長生きする人の若い時の情報を集め、それを若い時に再現してあげれば、病気になりにくくて、老化しにくい人の状態を作れる可能性はあると思います」

次章では老化の治療をヒトにどのようにつなげていくかという最前線の取り組みについてレポートする。

第三章　究極の「若返り物質」を求めて

進化で選ばれた「最も適応的な老化のサイクル」

老化の速度が遅いハダカデバネズミや死なないベニクラゲなどの生態を見ると、老化や死は生物にとって必然ではないことがわかった。

だが、ヒト以外の生物の生態を、どれだけ私たちに当てはめられるかは分からない。老化研究で世界的に有名なワシントン大学医学部テオドール＆バーサ・ブライアン卓越教授の今井眞一郎博士はこう指摘する。

「生物学の立場からは、それぞれの生物のありよう、メカニズムを知る研究が非常に重要なのは間違いありません。とはいえ、現在私たちが見ているのは、『その生物が進化を遂げる中で適応した環境における最善の選択』の姿に過ぎません。よって、老化の様態も生物ごとに大きく異なっており、研究は生物の多様性の理解にはつながっても、老化の本態を考える上では、あくまでも一つの参考にしかならないわけです」

老化を含む生物の一生のサイクルは、その生物が暮らしている環境に最も適応するように進化してきたと考えられる。そしてそれぞれの種の老化は、生物が生殖を終えた後に起こる現象であることから、進化の淘汰圧が働く対象とならない、とされてきた。たとえば、ハダカデバネズミは陽の当たらない地下に生息している生き物であるからこそ、ビタミンDなどが欠損しているという特殊な性質を持っている。ハダカデバネズミが他のマウスよりも長生きなのは、彼らの生きる特有の環境下における特別な結果でしかないのかもしれない。

あるいは、ターコイズキリフィッシュもそうだ。3〜6カ月という寿命で急速に老化するターコイズキリフィッシュは、哺乳類の老化で起こる現象がぎゅっと縮めたような形で起こるため、老化の仕組みや老化関連遺伝子の制御メカニズムの解明などの研究に使われている。

「しかし、このターコイズキリフィッシュの生態がヒトにも共通する『老化の本態』をどこまで表しているかは、結局のところまだまだ分かっていないわけです。ターコイズキリフィッシュの生態が明らかにされることと、人間や哺乳類の老化にどこまで迫れるかは全く別の問題の可能性もあります」（今井教授）

一方で、今井教授は「老化の中心的なメカニズムのすべては進化の産物であることも明らかになってきている」と指摘する。

「たとえば、酵母や線虫やショウジョウバエの研究から同定された、老化の制御に関わる重要なシグナル伝達系や制御因子は、哺乳類においても老化・寿命の制御に重要な役割を果たしていることが証明されています。つまり、進化を通じて『保存されている』制御メカニズムが存在することが明らかになっている、ということなのです。

その意義はおそらく、生存を最適化するために重要な役割を果たしているメカニズムが、まさにその理由から、それぞれの種における老化の過程にも重要な役割を果たすことになっている、ということなのだと考えられています。老化そのものは、進化の淘汰圧がかからなくなった生殖過程終了後の現象であるとしても、その起こり方には、やはり進化の影響が色濃く残っている、と解釈できるでしょう」

さまざまな研究で利用されるマウスについても、ヒトを中心に研究をしている研究者は、「マウスとヒトは違う」と必ず言うものだと今井教授は続ける。それでもマウスが研究に使用されているのは、同じ哺乳類として共通するものが多く存在するからである。

「後に詳しく述べますが、私が研究しているＮＡＤという物質の代謝系などは、マウスもヒトもほぼ同じものを持っています。だから、マウスをモデルにして学べることは非常に多いわけです。よって動物を使った研究であらためて注意しておかなければならないのは、そこからどのように共通項をあぶりだし、ヒトの老化寿命の研究の理解につなげるか、という視点です。何しろ、なぜマウスの寿命は3年で、ヒトの寿命は１１５年なのか、という疑問に現時点で答えられる研究者は誰ひとりとしていないわけですから」

処女の生き血をすする

さて、老化研究をめぐる動物の知見の位置づけを知った上で、ヒトの話に戻りたい。ベニクラゲにとって死は必然ではないが、ヒトにおいてはそれを避けられた者は誰もいない。

老いと死に抗うために人類は科学や医学を発展させてきたが、時には常軌を逸したこともあった。

中世のハンガリーに、バートリ・エルジェーベト（１５６０〜１６１４）という貴族の女性がいた。この名前を知らない人も「アイアン・メイデン（鉄の処女）」という拷問器具の名は聞いたことがあるかもしれない。

バートリは処女の血を浴びると肌がきれいになると信じ、血を搾るためにアイアン・メイデンを開発したと伝えられている。彼女は、女性から搾り取った温かい血液を満たした風呂に入ったり、人間の皮膚をかじって血肉を食らったりしたらしい。24年間に殺した人間の数は、本人の証言とされる記録では６５０人。１６１０年にバートリが捕えられた時には敷地から無数の死体が見つかったという。

彼女は裁判にかけられ、共犯者の女中らは処刑された。だが、首謀者のバートリは高貴な家の女性ということで処刑はされず、幽閉されて死を迎えたとされる。彼女は「血の伯爵夫人」と呼ばれ、ドラキュラ伝説のモデルとも言われた。

当然のことながら殺人は断じて許されない行為であるが、人はそれほどまでに老化を恐れ、アンチエイジングに心血を注いできたとも言える。

古今東西、血液は身体にいいと言われてきた。人間の血液だけではなく、動物の血でも効果があると信じられてきて、現代の日本でもすっぽんの生き血は精力がつくとされている。ロシアでは鹿の角を切る時に出る血を飲んだり、その風呂に入ったりすることが若返りに効果があるという考えがあり、プーチン大統領も鹿の血の風呂に入っているとも報道された。確かにプーチン大統領は年齢よりも若々しく見える。

じつはこのような生き血と若返りの伝説は、あながち「非科学的」とは言えないかもしれない――。

血液のなかにあった若返り物質

「血液には若返り効果があるという伝説は、決して荒唐無稽ではない。そこが面白くもあり、まずいところでもある」

　ワシントン大学医学部の今井教授はそう指摘する。なぜなら、老化によって衰える機能を活性化させる物質が血液には含まれているからだ。

　２０００年、今井教授はＭＩＴ（マサチューセッツ工科大学）のレオナルド・ガレンテ教授と共に、細菌から哺乳類まで幅広い生物の体内に存在している「サーチュイン」というタンパク質が、老化・寿命を制御する特別な酵素であることを突き止め、英科学誌「ネイチャー」に発表した。サーチュインとは、サーチュイン遺伝子が作り出すタンパク質で、その後の膨大な研究から身体のさまざまな機能の制御に重要であることが明らかになっている。

　今井教授らは７種類あるサーチュインのうち、ＳＩＲＴ１というタンパク質に注目し、脳の中にだけＳＩＲＴ１が増えるように遺伝子操作したマウスを作って調べた。すると、そのマウスでは老化を顕著に遅らせることができ、死ぬ直前まで健康な状態が保たれたという。いわば「ピンピンコロリ」に近い状態だったことを意味する。

この老化制御に関わるサーチュインが働くために必要なのが、前述のＮＡＤ（ニコチンアミド・アデニン・ジヌクレオチド）と呼ばれる物質だ。ＮＡＤを合成するためには、出発物質としてニコチンアミド（ビタミンB_3）があり、これがＮＡＭＰＴ（ニコチンアミド・ホスホリボシル・トランスフェラーゼ）という特別な酵素の働きでＮＭＮ（ニコチンアミド・モノヌクレオチド）になり、さらにエネルギー代謝の根源的な物質であるＮＡＤに変換される。

「あらゆる生命はＮＡＤを『エネルギーを使うための通貨』のように利用している。サーチュインの一つであるＳＩＲＴ１は、このＮＡＤを使うことによって、生存に必須な機能を回復し、維持させる効果をもたらすのです」

このＮＡＤを合成するために重要なのは脂肪組織である。体内でＮＡＤを合成する際、脂肪組織と老化・寿命制御の中枢として働く視床下部の間にやり取りがなされる。そのため、小太りな人のほうが死亡率が低くなるのではないかとも今井教授は言う。

年をとると全身でＮＡＤが減る

今井教授の研究を理解する上で重要なのは、加齢に伴ってＮＡＤが減少してしまうと、

NMNが働くメカニズム

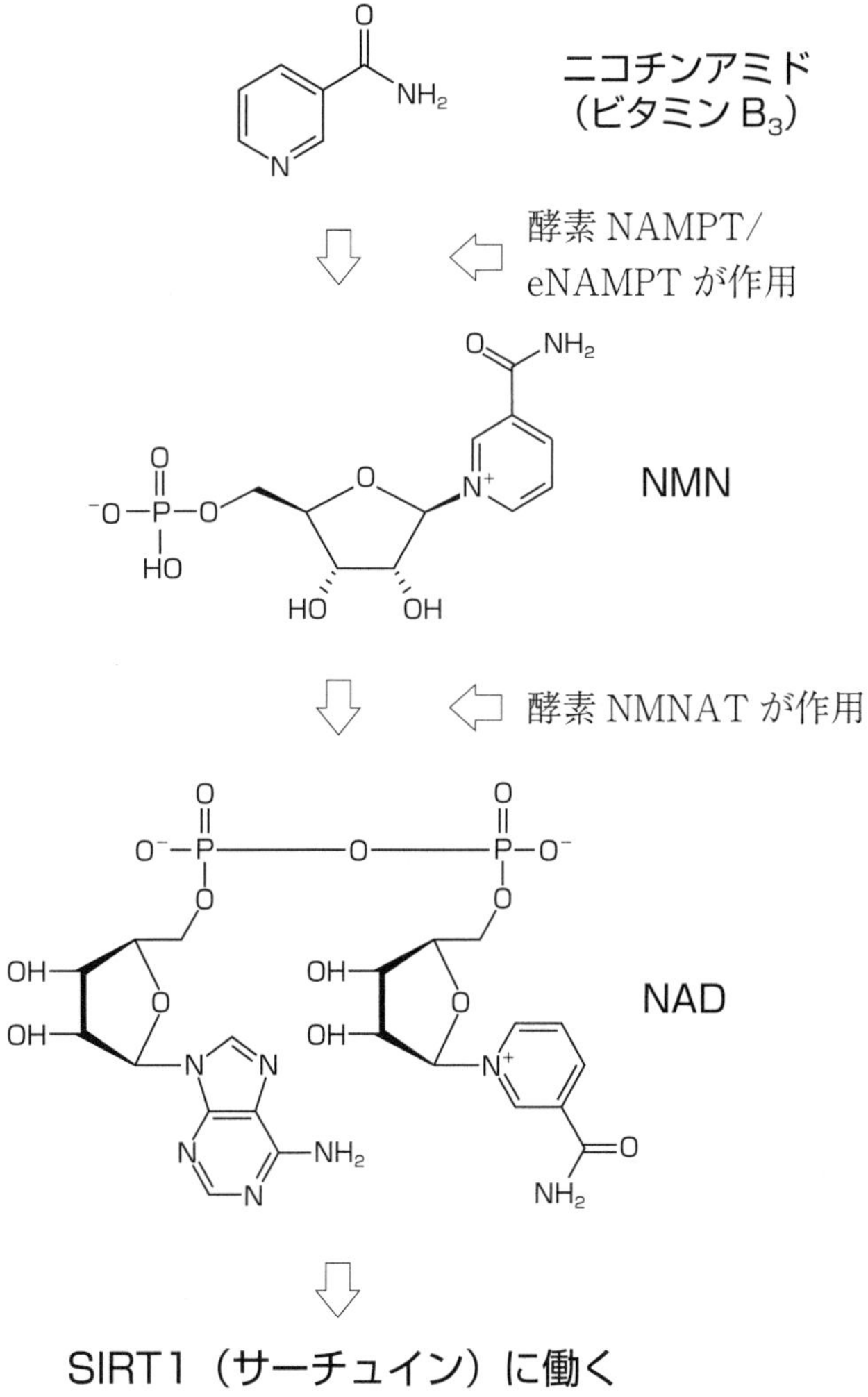

臓器や組織の衰えにつながることが、最近になって明らかになってきたことだ。

　加齢によってＮＡＤが減少する理由は主に二つ考えられる、と今井教授は指摘する。

　一つはＮＡＤを作り出す能力そのものが落ちること。ＮＡＤを合成する酵素にｅＮＡＭＰＴというものがあり、その量が減少してしまうからだ。なお、ｅＮＡＭＰＴとは、細胞内にあるＮＡＭＰＴが血中に分泌されたものである。頭についている「ｅ」は、「細胞外」（extracellular）の意味である。

　もう一つは、ヒトは年を重ねるとＮＡＤを消費する量そのものが増えることである。

「なぜＮＡＤの消費が増えるのかは完全に証明されていませんが、慢性炎症が原因である可能性が濃厚です。身体に弱い炎症が長く続くことで、ＮＡＤの分解を促す酵素や因子が増えるため、ＮＡＤが壊されてしまうのだろう、と。慢性炎症の原因の中には、ＤＮＡに傷がつくという現象も含まれています。

　つまり、紫外線を浴びたり、抗がん剤のような強い化学薬品にさらされたりすると、ＤＮＡの傷を治すためにＮＡＤが大量に消費される。サーチュインはＮＡＤを使ってタンパク質の脱アセチル化を行うわけですから、ＮＡＤが減ると働けなくなっていく。それが老化のトリガーになっているのではないか。いわゆる老化細胞も慢性炎症の原因です。逆に言えば、老化を抑えるためには慢性炎症を減らしてＮＡＤが減らないようにすると同時に、合成される量を増やせばいい、ということになります」

「ＮＭＮ」は究極の抗老化物質か？

では、ＮＡＤを体内で増やすためにはどうすればいいのか。

いま世界中の老化をめぐる研究者が、「エキサイトしている事象」があると今井教授は話す。

それはこのＮＡＤを体内で増やす「ＮＡＤブースティング」と呼ばれる方法だ。その方法はＮＡＤの合成を促進するサプリメントや食物を摂ることなのだが、それを詳しく説明する前に、ＮＡＤを体内で増やすとなぜ老化を抑えることができるのかを、さらに説明しておきたい。

今井教授によれば、「ＮＡＤを使って生存に必須な機能を回復する」ために重要なことの一つに、タンパク質の機能を変えることがある、という。これは「ＮＡＤを使って『タンパク質の修飾を変える』」ということと同じである。

タンパク質における「修飾」とは、その分子の一部に科学的な変化や結合が起こることだ。タンパク質修飾には「リン酸化」や「メチル化」、「グリコシル化」といった種類がある。

今井教授が注目したのは、その中の「アセチル化」という現象だ。アセチル化はエネルギー代謝や遺伝子発現制御にかかわるタンパク質分子の修飾である。

「サーチュインはこのアセチル化を抑えるのですが、ＮＡＤを使ってそれを行っていることがわかってきました。正式には『ＮＡＤ依存性タンパク脱アセチル化酵素』というのですが、その酵素活性はＭＩＴにいたガレンテ教授と私の研究チームによって２０００年に発表されるまで、全く世の中に知られていないものでした。

この発見がなぜ老化と寿命の研究領域に大きな発展をもたらしたかというと、そこにＮＡＤの重要性が関わってくるんです。先ほども言ったように、ＮＡＤはすべての生物がエネルギーを得るのに必須な物質ですから、私たちの持っているエネルギーの状態を察知して、それに合わせて体の機能を調節する非常に重要な役割を果たしている。それを使ってタンパク質の機能を変えることが老化寿命の制御につながる。そこがブレイクスルーになったわけです」

そこで、ＮＡＤを補充するために必要な物質として注目が集まったのがＮＭＮである。

ＮＭＮは世界中で抗老化物質として注目されている。その発端は２０１１年、ＮＭＮが２型糖尿病に効果を示すと今井教授の研究室から報告されたことだ。さらに２０１６年に今井教授が発表した論文で、ＮＭＮの抗老化作用が証明された。２０１６年に発表された研究では、マウスに生後5カ月から1年間ＮＭＮを飲ませたところ、人間で言えば60代に相当する17カ月齢になっても、体の代謝が維持されて太りにくく、網膜機能が改善されたり、中性脂肪が減少したり、遺伝子発現のパターンが若い状態に戻ったりと、全体として顕著な抗老化作用が見られた。

「ＮＭＮは赤血球の中にかなりの量が含まれていることがわかっています。また血中にはＮＡＤを合成するために必須の酵素ｅＮＡＭＰＴも多く含まれています。つまり、血液は抗老化作用をもたらす2つの成分を持っていることになります。またＮＭＮは飲むだけではなく、皮膚からも吸収されます」

やはり、血液の中には若返りの秘密が隠されていたのである。

若い血液に多い酵素ｅＮＡＭＰＴ

ＮＡＤを合成する酵素ｅＮＡＭＰＴについても今井教授らは興味深い実験結果を発表し

ている。すでに述べた通り、老化してもｅＮＡＭＰＴが減らないように遺伝的な操作をしたマウスは、老化が遅れたというものだ。実験では通常のマウスに比べてメスの中間寿命（集団の半分が死ぬ月齢）は13％延び、一方でオスの寿命は変わらなかった。さらにｅＮＡＭＰＴを若いマウスから抽出して老いたマウスに注入し続けたところ、オスでもメスでも活動能力が上がり、最大寿命が16％、中間寿命は10％延びたという。

「この結果から、ｅＮＡＭＰＴには数々の抗老化作用があることがわかり、そのためマウスの寿命が延びていることが明らかになりました。ｅＮＡＭＰＴを与え続ければ最大寿命も延び、いわゆるピンピンコロリの状態に近づくこともわかったわけです」

この論文を今井教授の研究室では密かに「ドラキュラの秘密」と呼んでいた。

というのも、マウスではメスの方がｅＮＡＭＰＴが多かった。もし人間でも同様であれば、ドラキュラが吸ったとされる若い女性の血液にはｅＮＡＭＰＴが多量に含まれているのかもしれない、というわけだ。

「米国での研究では、若いマウスからとった血液、とくに血液から血球を除いた血漿成分に抗老化作用があると分かってきています。しかしヒトで考えた場合、若い世代は血液を採られて老人を助ける側に回るのか、という倫理的な問題になりかねません。若い世代から血液をとって老齢世代に与えるという考え方自体が社会的に問題が大きすぎるので、その成分を特定する研究が進められているのです」

　たとえ効果があろうとも、倫理的な意味で、我々は医学的な適応以外では他者の血液を摂取するわけにはいかないことは当然だ。

懸念される「NMN点滴」

　だが、わざわざ若い人間の血液からｅＮＡＭＰＴを採らなくとも、それが作り出すＮＭＮは食品にも含まれている。ＮＭＮ含有量の多い食品としては枝豆やブロッコリー、アボカドなどが挙げられるが、それでも１００グラムあたり１～２ミリグラム程度だ。１日２００～３００ミリグラムの摂取が目安だと今井教授は言うが、それだとブロッコリーなら20キロ以上を食べなくてはならなくなる。

　今井教授は「年をとってからは、食品で摂るＮＭＮでは十分ではない。外から補充する必要がある」と言う。ＮＭＮは今や世界中でサプリメントとして販売されている。ただ、そのブームの過熱には問題点もあるという。

「現在販売されているＮＭＮ製品の品質は玉石混交で、本来体内にない物質が混入しているものもあり、少ない不純物であっても健康への影響は不明だ」と今井教授は指摘する。

ではどうやってＮＭＮを選べばいいのだろうか。国産に加えて、中国など海外製のものもあり、値段も1瓶で数千円から数万円まで幅広い。

「純国産のＮＭＮでなくても、最近では高品質なものも開発されるようになってきました。しかし、一般の消費者の方々がそれを判断するのは難しい。ですから、疑問を持ったときは、その製品を開発している会社に成分の情報を開示するようにお求めになるのがいいでしょう」

さらに今井教授が懸念するのは、ＮＭＮを飲むのではなく、点滴するクリニックが乱立していることだ。たとえば、都内のある自由診療のクリニックでは30分6万円という高額な値段でＮＭＮ点滴を提供している。一見、飲むよりも効果がありそうな気がするが、今井教授は血液に直接ＮＭＮを点滴することに警鐘を鳴らす。

「私はＮＭＮの点滴には強く反対しています。少なくとも、それが人体にとって完全に大丈夫だという科学的証明が出るまではおすすめできません。腸管を通さずに血液に直接ＮＭＮを入れると、ＮＡＤを壊すＳＡＲＭ1という酵素を活性化してしまう可能性があるのです。ＳＡＲＭ1はＡＬＳ（筋萎縮性側索硬化症）という難病の原因としても報告されています。ＮＭＮ点滴は世界でもほぼ日本だけの現象です」

ＮＭＮ点滴が流行った背景には、コロナの影響もあるのではないかと今井教授は指摘する。

「コロナで多くのクリニックが経済的に非常に厳しい状況に追い込まれました。そこでＮＭＮ点滴は単価が高いために、手を出したところが多いのではないか。これでＶ字回復したクリニックもあると聞いています。ＮＭＮ点滴の広告をよく見てみると、ほとんどのところでＮＭＮはハーバード大学のデビッド・シンクレア教授が開発したと書いてあって、私の名前は一切出ていないんです。それは私がＮＭＮ点滴に反対しているからでしょう。ただ、シンクレア教授がＮＭＮの点滴を支持したり、勧めたりしたことはただの一度もないはずです」

がん患者のＮＭＮ服用は安全か？

ＮＭＮの研究者で著書『ライフスパン』が世界的ベストセラーになったハーバード大学のシンクレア教授と今井教授は、研究上でも個人的にも親交があり、ＮＭＮ点滴については２人とも要注意だと考えているという。

しかし、2人には意見が対立するところもある。それは老化を「病気」と捉えるかどうかについてである。

「シンクレア教授は老化を『病気』と捉えた意見で一世を風靡していますが、私はこの考えは日本やヨーロッパのような皆保険を敷いている国には非常に危険だと考えます。というのも、もし日本でおじいちゃん、おばあちゃんたちが『老化は病気だから治療できるんですよね』と病院につめかけたら、皆保険制度はすぐに破綻してしまいます。アメリカはなぜそれができるかというと、個々人が金を払って保険のプログラムを選んでいるからです。アメリカのような国では金持ちが長生きするということが統計的に明らかになっているのはそのためです」

現在の日本の医療費は年間44兆円を超えている。もし老化を「病気」とみなして治療に健康保険が適用されるようになれば、国家財政には多大な影響があるだろう。

今井教授は「だからこそ、予防医学が大事」だと言う。

「残念ながらＮＭＮはまだ値段が高いですが、これから値段が下がって気軽に買えるようになるでしょう」

今井教授が目指すのは、「ベイビーアスピリン」のような使われ方である。アメリカでは痛み止めのアスピリンの低用量のものが「ベイビーアスピリン」として薬局で処方箋なしで安価に買える。

「アスピリンは心血管疾患の予防作用や大腸がんの予防作用が数々の臨床試験で証明されています。私も妻も予防のために20年以上飲み続けています」

アスピリンは薬であり、NMNはサプリメントである。だが、今井教授はNMNにサプリという呼称は使わないようにしている。

「一般にサプリと呼ばれる物質は科学的な証明、治験の基盤が非常に弱い。効くか効かないか分からないというのがほとんどのサプリです。しかし、NMNは何百という論文が出ていて、動物実験のレベルではその抗老化作用に科学的な確固たる証拠が示されています。糖尿病、アルツハイマー病、心不全、パーキンソン病、動脈硬化といった老化関連の疾患モデルでも非常に高い効果があることも証明されています」

一方で、何らかの副作用もあるのではないか。細胞レベルでは、NMNを与えてNADを活性化させるとある種のがんが増殖したという報告もある。これに対して今井教授は「がんになるという証拠は現時点ではないが、すでにがんのある人は注意が必要だ」と話す。

「我々はマウスに1年間ＮＭＮを投与しましたが、投与したマウスのがん発生率が上がる現象は認められませんでした。現段階では、マウスでもヒトでも重大な副作用は認められないと言えると思います。ただし、細胞レベルではある種のがん細胞の増殖が認められたので、念のため、がん患者の方は服用を避けた方がいいと思います」

ＮＭＮはなぜゲノムの「読む場所」を変えるのか？

ＮＭＮが抗老化薬と言われる所以は、ゲノムの「エピジェネティックス」を変えるからである。ＮＭＮによってＳＩＲＴ１酵素が活性化されると、「エピゲノム」の状態が安定的になるからだという。ハーバード大学のデビッド・シンクレア教授らが２０１８年に米科学誌「セル」に発表した論文によると、ＮＭＮを高齢マウスに投与すると、ＳＩＲＴ１酵素が活性化され、高齢マウスの血流が改善し、持久力が増加したことが明らかになった。これらの知見は、ヒトの臓器や組織への血流を改善し、高齢者の運動能力の好循環を再構築することにつながると論文は示唆している。

「エピジェネティックス」とは、細胞内の情報コントロールシステムである。遺伝子は約2万個あるが、そのうち数千の遺伝子が読み取られて細胞の状態が決まってくる。そこで

「どの遺伝子を、いつ、どのように使うか」という情報を管理しているのがエピジェネティックスである。つまり、遺伝子の配列そのものではなく、どのスイッチをオンにするか、オフにするかを、遺伝子の修飾によって決めるシステムである。なお、「エピゲノム」とはエピジェネティックな修飾の総体のことである。

　エピジェネティックスの研究者である大阪大学名誉教授の仲野徹氏は、ゲノムを書物にたとえて説明する。

「ゲノムの膨大なテキストのうち、エピゲノムは『ここは読みなさい』『ここは読まないでください』という付箋や、『ここは読んではいけません』という伏せ字の役割を果たします。不変であるゲノムとは違って、エピジェネティックスは変わりうるもので、付箋も何らかのきっかけで変わることもあります。書かれているテキストの内容は変わらなくても、付箋と伏せ字の指示によって、読む文章が変わってくるのと同じです」

　このエピジェネティックスは、原則として世代を超えて遺伝はしないが、ひとりの人間の中で安定的に受け継がれうるとされている。たとえば第二次世界大戦末期のオランダでは大きな飢饉が起きて、１日せいぜい１０００キロカロリーしか摂取できなかった。女優のオードリー・ヘプバーンもこの飢饉を経験し、チューリップの球根の粉で作った焼き菓子を食べて生き延びたとされている。

この頃に母親のお腹にいた赤ちゃんを数十年後に調査したところ、冠動脈疾患や高血圧、2型糖尿病などの罹患率が高かった。これは低栄養の環境でも生きられるように胎児の頃に適応したから、飢饉ではなくなったときに栄養が過剰になってしまい、生活習慣病になったためだとされる。また、日焼けや暴飲暴食、児童虐待、感染などのストレスもエピジェネティックスに上書きされ、それらは遺伝子が正常に読み取れない原因になりうる。

エピジェネティック時計

そして、あるエピジェネティックな変化は、加齢を見事に反映していることが明らかになった。

エピジェネティックスはDNAメチル化とヒストン修飾によって制御されているが、そのうちのDNAメチル化の量を特定の遺伝子で測定すると、実際の生物学的年齢とほぼ一致することを、カリフォルニア大学ロサンゼルス校のスティーブ・ホルバート教授が2013年に提示した。この現象は「エピジェネティック時計」と呼ばれる。研究によると、中年以降の老化現象は成長のプログラムと同様に一定のパターンで起きているというのだ。

エピジェネティックスとは？

DNA は、４種類の塩基の配列で成り立っている

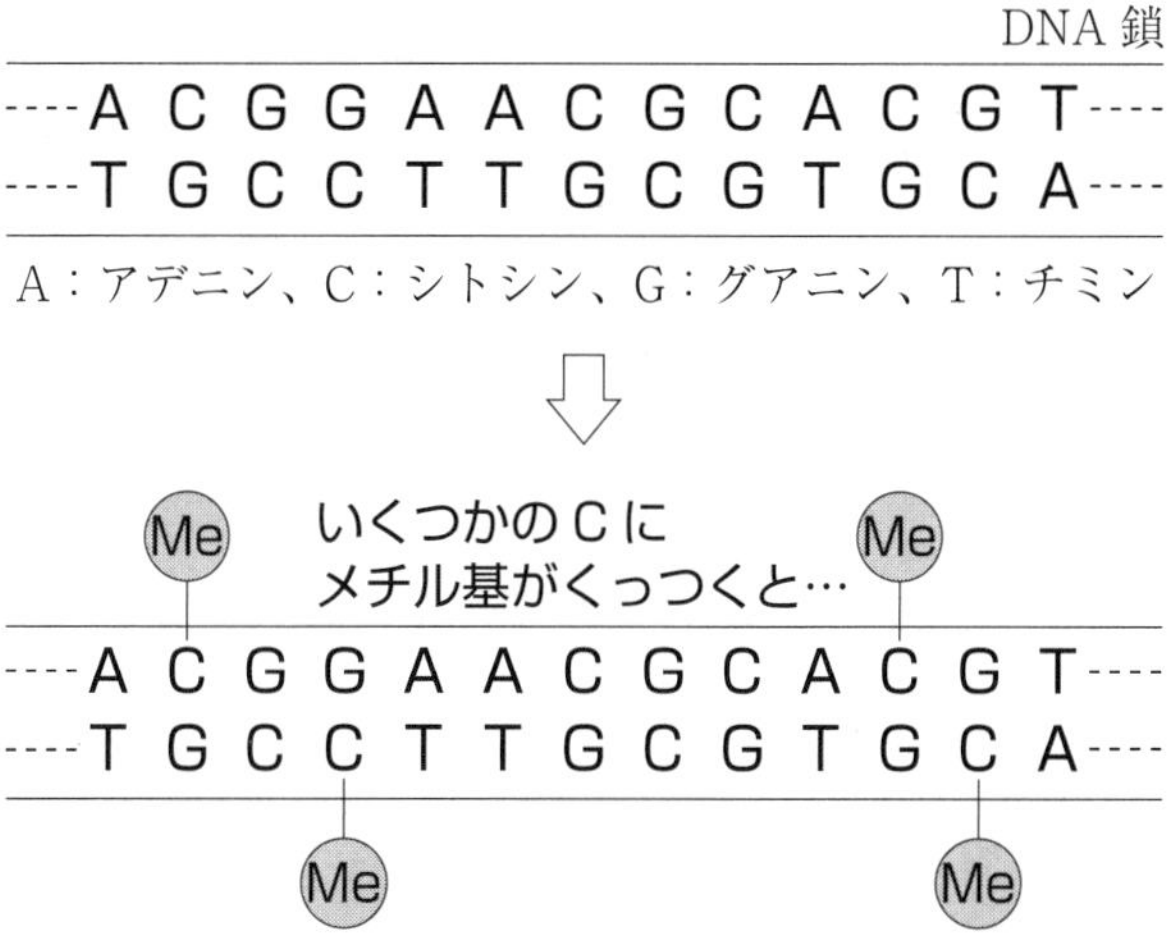

DNA の「読み出す部分」が制限される
（＝オンとオフのスイッチになる）

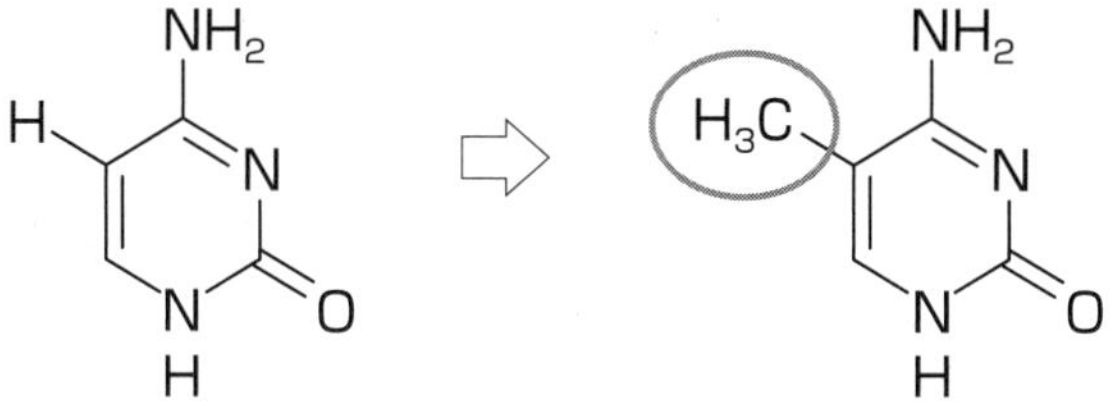

シトシン　　　　メチル化されたシトシン

仲野氏はこの論文に衝撃を受けたと話す。

「ちょっと常識では考えられないほど正確に年齢と相関するという論文だったので、英科学誌『ネイチャー』は捏造を疑って掲載を却下したとも聞きます。その後は他のグループからも同様の結果を示す論文が出て、確からしいと言われ、老化の指標として注目されています」

エピジェネティック時計は寿命を測るマーカーになるかもしれない。この時計は生物学的年齢をほぼ当てるほどの正確さを有すると言われているが、実際の生物学的年齢とずれている人もいる。エピジェネティック時計が実際の生物学的年齢よりも先に進んでいると死亡するリスクが増加するという。一方で、１００歳以上の人は実際の年齢よりもエピジェネティック時計が若いことが明らかになった。

時計を巻き戻す

では、エピジェネティック時計を巻き戻す方法はないのだろうか。

アメリカの機能医学研究所のカーラ・フィッツジェラルド博士らの研究グループは２０２１年、食事とライフスタイルへの介入によってＤＮＡメチル化のバランスをとることで、生物学的年齢を3年ほど下げられるかもしれないという論文を発表した。50～72歳の健康な男性43人に対して、食事、睡眠、運動、リラクゼーションの指導を行い、プロバイオティックスと植物栄養素のサプリメントを摂取させた。

一方、ランダム化比較試験のため、同じく50～72歳の健康な男性43人のグループを対照群として用意し、こちらのグループには介入を行わなかった。その期間はわずか8週間である。その後、両者のDNAメチル化解析を行ったところ、前者は後者に比べてエピジェネティック時計が3・23年若返っていることがわかったという。

エピジェネティック時計を巻き戻すことで、ヒトの寿命を30～50年ほど延ばせるのではないかという研究者たちもいる。

だが、これに対して仲野氏は懐疑的な視線を向ける。

「エピジェネティック時計は生物学的年齢と相関しているため老化を測る指標としては有望かもしれないが、ただ巻き戻せたからといって、本当に若返りに効いているかはわからない。老化を治療できるかの指標としてみんなが納得するものとすれば、やっぱり今の時点では実際の寿命を延ばすことではないか」

またマウスでの実験結果がどこまでヒトに応用できるかについても仲野氏は懐疑的だ。

マウスでは食事制限によって寿命が延びるが、サルでは寿命が延びなかった。サルを用いた別の実験では延びた結果があるが、結局可能性があるかもしれないというレベルでしか証明されなかった。

「哺乳類の中でもマウスと霊長類は代謝が違うようで、マウスで寿命が延びたからといって必ずしもヒトには当てはまらないこともあると思います。それにマウスの死に方はある意味プログラムみたいなもので、実験室の飼育環境ではみな同じように死んでいく。しかしヒトは環境や遺伝子のファクターが多すぎるし、個人差が大きい。5歳の子はみな5歳に見えるけれど、80歳はみなが80歳には見えない。プラスマイナス20歳くらいの差があるように見えます」

では仲野氏自身は、老化をどのように受け止めているのだろうか。

仲野氏は大阪大学を定年退職後、「隠居」という肩書の名刺を作った。他大学からの誘いも断り、医師の仕事も、学会もすべてやめた。家庭菜園や執筆など晴耕雨読で悠々自適な暮らしを送っている。

「なにより今が大事。老化は無理して止めんでもええんちゃうかと思っています。それに老化老化って簡単にいうけど、それはかなり多面的なものです。運動器や心疾患、肌の状態、認知の問題など、何に重きを置くかは個人によって異なるため、誰もが納得できる老化の指標を作ることは難しい課題でしょう」

悪玉「GPNMB」をワクチンで取り除く

確かに、老化と一口に言っても、何をもって老化したと言うのかわからない。

そこで、老化をビジュアル化して指標やリスクスコアを作ろうという研究を進めるのが順天堂大学大学院医学研究科の南野徹教授である。南野教授は循環器内科の臨床医であるが、老化の原因ともなる老化細胞除去の研究も30年にわたり行ってきた。

「私たちがいま対象にしているのは病的な老化、分かりやすくいうと健康寿命を短くするような老化を治療できないか、というコンセプトで研究を進めています。いわゆる不老長寿を誘導するような薬や治療を開発しようとしているわけではありません。それを踏まえて老化の制御が可能かというと、少なからず制御は可能ではないかと思っています」

南野教授が開発したのは、老化細胞を薬ではなくワクチンで除去する、いわばアンチエイジングワクチンである。

「ワクチンについては、がんの治療と比較して考えると分かりやすい」と南野教授は言う。

「昔、がんの治療と言えば『がん細胞をすべて殺してしまえ』という発想のもとに開発された薬を使っていました。しかし、そのような薬は副作用が大きいため、それぞれのがんで個別の治療法が開発されてきたわけです。老化細胞も同じで、ヒトの体内には多様な老化細胞があります。そのなかで僕らが標的にしたのが、特に血管に溜まってくる老化細胞です。老化細胞のすべてを標的にはできませんが、血管で増えてくるある特定の分子の除去をしよう、というわけですね」

　南野教授の研究はまだ臨床応用はされていないが、マウスでの実験では動脈硬化、2型糖尿病、加齢にともなうフレイル（筋肉や認知機能の衰え）などで、すでに効果が出ているという。

　研究で標的にしているのは「ＧＰＮＭＢ」（glycoprotein nonmetastatic melanoma protein B）と呼ばれるタンパク質で、数ある老化細胞の中でも最も悪い性質を持つタイプの発現を増やすものだ。そこで、「老化している細胞の中でも、特に悪い奴をワクチンによって取り除いてしまえ」というのがコンセプトになった。

「たとえば、フレイルと血管がどのように関係しているかはまだ検証が必要ですが、ＧＰＮＭＢの除去を行うと、マウスのレベルでは運動能力の改善が見られています。その理由として一つ考えられるのは、筋肉と血管の密度との間には明らかに相関関係があり、血管の密度が落ちると筋肉が弱るからでしょう。従って、血管を再生させたことで筋肉が強くなったのだと考えています」

糖尿病になると血管が細くなるが、それも老化細胞と関係しているのだろうか。

「おそらく関係していると思われますが、今回、実験でGPNMBを除去するワクチンを打った後に血糖値の結果が良くなったのは、内臓脂肪に溜まった老化細胞を除去した結果でしょう。また、白血球などに代表されるマクロファージ系と呼ばれる免疫細胞が炎症を起こし、老化細胞となって蓄積され、内臓脂肪の中で炎症を起こすことで、糖尿病を惹起しやすくなることを、僕らは2009年に『ネイチャー・メディシン』で発表しています」

老化細胞の蓄積を可視化する

老化細胞除去というコンセプトは、さまざまな病気の「根本に近いところ」を標的にするという意味で、研究が進めば社会に大きなインパクトを与えるものだろう。

「アンチエイジングという方向性ではなく、科学的に老化細胞の溜まっている人の病態を改善する『治療』として捉えることができるからです」

しかし、さらに研究を進めて実際にヒトの老化を治療するためには、体内にどれくらいの老化細胞が蓄積されているかを可視化しなければ先に進まない。

たとえばがんの場合、がん細胞が体の中にあれば病気だとすぐわかる。しかし、今のところ老化細胞が溜まっているかどうかを可視化する方法はないからだ。

「つまり、老化研究の大きなハードルは老化細胞をビジュアライズすることだと思い、その機器の開発に取り組んでいます」

それはどのように行うのだろう。

「ＰＥＴ（陽電子放出断層撮影法）ですね。ＰＥＴとは放射性物質を含む薬剤を用いる核医学検査で、全身のがんなどを一度に調べられる機械です。これはお金もかかるけれど、感度がいい。老化細胞がどれだけ溜まっているかを見せられれば、治療応用という話につながりやすい。ワクチンを闇雲に打ってもしょうがないですからね」

南野教授は老化細胞の可視化だけではなく、そこから一歩進んで老化全体の進行度の指標も作りたいと考えている。

たとえば、がんについては国際対がん連合によって定められた進行度を示すものに、ＴＮＭ分類という指標がある。がんの大きさ、リンパ節や他の臓器への転移や広がりを、三つの要素から判定するものだ。そのようなリスクの層別化を、老化についても行っていきたいと南野教授は言うのである。

「老化に関しても、予後を示すような指標が必要ではないかと思っています。大規模な調査でデータベース化された血液やＭＲＩなどのデータをいくつか組み合わせて、老化の進み具合を可視化できればと思っています。そこから予後である『3年後の生存率』などを出せればと。もしも3年後50％の割合で死にますと言われたら、その時点で治療を受けたいと思いますよね」

たとえば、南野教授の専門の心疾患では、患者の血圧や年齢、喫煙の有無などさまざまなファクターによるリスクスコアを作っている。老化でもそれと同様のことができるのではないかというわけだ。

「意外に普通に生活をしていそうな人でも、何となく元気がなくて、歩くのが遅かったり、食も細くなっていることもある。そういう人の予後を予測してみると非常に悪いことが多々あります。ですが、その時点では病名がついていない」

老化によって人は命を落とす。その前に老化を病気として認識し、治療や予防をすることを目指したいと南野教授は話す。

老化は「病気」なのか？

そして、ここであらためて触れておきたいのが、「老化」とは果たして「病気」なのかという問いだ。南野教授の見解は、「治療」を行うのであれば、やはり老化を「病気」として捉える社会的なコンセンサスが必要だというものである。

「老化の治療は健康寿命の延伸に寄与するものなので、『抗加齢』という言い方は現在でもできます。しかし、では、どのようなタイミングで老化に対する治療が適応できるかというのは、医療だけではなく社会的な問題です。老化の治療が可能になるかどうかは、国がそれをどのように捉えるかにもかかわってくる。これは老化研究において世界的にも議論されている課題です」

南野教授が老化のビジュアル化が必要だと指摘するのは、老化細胞がその人にどれだけ溜まっているかが分かれば、それを「病気」と認識する基準ができるからでもあるわけだ。

「老化が病気として認められなければ、我々の目指す『治療』は先に進むことができません。しかし、老化をビジュアライズしなければ、それを『病気』だとは誰も納得しません。つまり、老化の可視化は老化治療を社会実装するための手段でもあるんです。血圧、年齢、タバコを吸っているかどうか。また、歩く速度や食事の量、体重の推移など、さまざまな指標を組み合わせれば、今は病名の付いていない普通に生活しているように見える人でも、予後が非常に悪い場合もあるでしょう。そうした人を病気と認識して治療する。とりわけ日本は国民皆保険なので、医療保険でカバーできるようにするためには、老化が病気であるという認識を広く国民の人たちに持ってもらう必要があると思います」

老化のビジュアル診断の開発までにはまだ時間がかかるが、今の我々にもできることはあるという。

「我々の仮説では、血圧、糖尿、脂質といった生活習慣病の危険因子によって、ゲノムに傷が入り、細胞が老化していくと考えています。つまり老化する前の上流の部分の異常を食い止めることです。それぞれいい薬があるので、そこで調整することは今すぐにでもできるでしょう」

夢の薬やワクチンの前に、日々の健康管理が重要だという養生訓にたどり着いたような境地になる。

同じ車に100年は乗れない

ただ、老化の指標やリスクスコアを作るにしても、その優先順位が難しいという指摘もある。

体だけが元気で脳の認知能力は下がってしまうのか、認知能力だけは高くて体を動かせないのか。どちらが老化しているのかということは、個々の価値観に関わってくるだろう。いずれにせよ、脳の問題は老化を考える上で最重要の問題だ。前出の今井教授は、脳は認知という意味だけではなく、老化に拮抗し寿命を延ばす上でも重要な働きをしていると指摘する。

「脳の中の視床下部と呼ばれる領域が、老化と寿命の制御に非常に重要な役割を果たしている。そこが体の他の臓器とコミュニケーションを取ることによって、抗老化に働くように体のバランスをとっています。ですから視床下部の特定の機能を高めてやったりすると寿命が延びる。それほど重要な役割をしているんです。つまり、他の臓器の機能をどれだけ高めても、その老化のコントロールセンターをどうにかしないと限界が来てしまう」

サーチュインの機能を活性化させる方向に司令を出すのも視床下部だ。脂肪組織と骨格筋と視床下部の間では相互にコミュニケーションがあり、制御されている。

「大事に使えば車だって長く乗れますよね。でも、同じ車に１００年乗れるかと言ったら誰もそうは思わないわけです。私たちが今持っているこの身体の建てつけのまま生きるのであれば、最大寿命はもう少しは延ばせるけれど、やはりどうしても限界があります。寿命が３００年にも４００年にもなる、とはどうしてもならない。どんなに延びたとしても20%くらい、せいぜい１２０歳か１３０歳だと予想しています」

旧約聖書の創世記には、十戒で有名なモーセに対する神のこのような言葉が記されている。

〈「わたしの霊は人の中に永久にとどまるべきではない。人は肉に過ぎないのだから」。こうして、人の一生は１２０年となった〉

モーセは１２０歳で命を閉じたと言われている。モーセが死んだのは今から３０００年以上前のことだが、やはり平均寿命は大きく延びても、最大寿命は変わっていないのだろうか。確かめる術はないが、現在知られている世界最高齢が１２２歳。だとすれば、何らかの示唆を感じる。

ただし科学技術は３０００年前より進歩していることはもちろん、ここ数十年でも急速に進んでいる。

「もしiPS細胞の技術が進んで、臓器などのパーツが取り換えられるようになったとします。そうするとさらにもう少し寿命は延びると思います。でも、どんなに取り換え可能な臓器を換えても、それらをコントロールする中枢部分の神経細胞が新しくならないと、最終的にはダメになるでしょう」

今井教授は、それは「車のエンジンと同じ」だと語る。タイヤやシートは取り換えられても、どんな車でもエンジンがダメになったら終わりだからだ。

「脳」を入れ替えられるか

ただし、今井教授はその先の寿命が延びる可能性も見据える。

「将来、さらに科学技術が発達して、脳の中枢の神経細胞の機能を高めたり、新しいものに入れ替えたりできるようになったら、もっと寿命は延びるでしょうね。そうなってくると、現時点ではSFです。でも、ChatGPTは10年前にはSFの話だったわけです。それが今はAIが詩や文章を書いていることを思えば、かならずしも生体の老化をコントロールする中枢を若返らせることができないとは誰にも言えないでしょう」

それが実現するのは、いつ頃の話になるのだろうか。

「50年か100年先の話だと思います。そうなると寿命を気にするという社会ではなくなるので、大きな社会構造の変革がくるでしょう。だけど、それ以前に人生100歳まで元気で寝たきりにならず、120歳くらいまでには死ぬという社会は、10年、20年後には来ると思います。それくらい現在の老化・寿命のサイエンスが進んでいるということです」

今の科学では機能を落とさないことはできても、機能を新しくすることはできない。これからの老化・寿命のサイエンスの進展次第なのだろう。

第四章　問題は「脳」にある

老化の世界の「偏差値80」

ワシントン大学医学部の今井眞一郎教授は、臓器などの体のパーツが取り換えられるようになるだけではなく、それらをコントロールする脳の中枢部分の神経細胞も新しくすることができれば、大幅に寿命を延ばせる可能性を指摘する。

「しかし」と今井教授は続ける。

「視床下部は情動もコントロールしていますから、仮に取り換えたとしたらその人が別人格になってしまうこともあるかもしれない。マウスでは特定の神経細胞だけを操作する技術がありますが、現時点で同じ技術をヒトに使うことはできません」

老化防止の最大の難関の一つは脳である。脳はこのように取り換えが限りなく不可能に近い臓器であるため、その老化をいかに防ぐかは老化研究の最も大きなテーマといってもいいだろう。

では、脳の老化を食い止めるためにはどうすればいいのだろうか。そのことを考える上での最初の手掛かりになるのが、１００歳以上の高齢者についての研究だ。

１００歳を超えた人は「１世紀以上を生き抜いた」という意味でセンチナリアン、さら

に１１０歳を超える人はスーパーセンチナリアンと呼ばれる。

日本におけるセンチナリアンの人数は、統計を取り始めた１９６３年の時点では１５３人しかいなかった。だが、その数は飛躍的に伸びており、１９８１年には１０００人、１９９８年には1万人を超え、現在は9万人を超えている。

一方でスーパーセンチナリアンは、２０２０年の国勢調査では１４１人。センチナリアンが人口約１６００人に１人であるのに対し、スーパーセンチナリアンは約90万人に１人という非常に狭き門なのである。

では、スーパーセンチナリアンたちには、どのような特徴があるのだろう。超百寿者の研究をしている慶應義塾大学医学部百寿総合研究センターのウェブサイトに、次のような記述がある。

〈何がスーパーかと言うと、単に寿命が長いということだけではなく、多くのスーパーセンチナリアンは１００歳時点でも自立した生活を営まれており、健康寿命が１００歳を超えています。／まさに健康長寿のエリートと言えます〉

２０２１年まで同センター長として研究を行ってきた慶應義塾大学医学部の岡野栄之教授は、スーパーセンチナリアンの脳についてこのように語る。

「スーパーセンチナリアンは、脳の状態と関連したエピジェネティックス、つまり遺伝子の働きをコントロールする能力が、１００歳を超えても若い状態に保たれていることが分かっています」

岡野教授らの研究では、スーパーセンチナリアンの脳の状態と関連するエピジェネティックスを調べたところ、80歳とほぼ同様だった。

これは「統計学的にかけ離れた有意差」であり、「平均寿命を偏差値50と考え、正規分布に従い分布すると仮定すると、１１０歳は、老化の世界での偏差値80を超えている」と岡野教授は続ける。

スーパーセンチナリアンの謎

そこで知りたくなるのは、そのようなスーパーエリートに誰もがなれる方法があるのかどうかだろう。

「昔と比べてスーパーセンチナリアンの数が増えている理由は、現時点ではまだ何とも言えません。医療や食生活も関連しているでしょう。そこで遺伝子が関係しているかを調べてみたところ、超長寿の人たちにはアポリポタンパク質Ｅ４（ＡＰＯＥ４）という遺伝子のタイプが極めて少ないことが分かりました。これはアルツハイマー型認知症を引き起こすリスクが最も高い遺伝子です。よって認知症のリスク因子が少ない人は、より長寿になりやすいということが言えるかもしれません」

百寿総合研究センターの調査によると、スーパーセンチナリアンの認知機能は高く保たれているという。たとえば「１００～１０４歳」「１０５～１０９歳」で亡くなった人と１１０歳以上で生きている人を比べても、認知機能がより保たれていたのは１１０歳以上の人たちだった。

また、彼らは血管機能も強く保たれており、2型糖尿病のリスク因子も少ない。

「糖尿病も血管の疾患です。糖によって血管がぼろぼろになって固まるわけですから。つまり、老化のプロセスでは血管がまず老いていくので、血管と認知機能の双方が若い状態であれば健康長寿でいられます。一説には、皮膚の再生能力が高い人は、長寿の傾向があるとも言われています」

我々が長寿に関わる遺伝子、あるいは長寿を阻害する遺伝子を持っているのかどうかは、普段の生活の中では分からず、たとえ分かったとしても変えようがない。

となると、やはりアンチエイジングのエリートになるのは難しいのだろうか。

細胞を「初期化」する技術

だが、諦めるのはまだ早い。

カギとなるのは、前章で詳しく紹介したエピジェネティックスだ。

エピジェネティックスとは「どの遺伝子をいつ、どのように使うか」を管理する細胞内のコントロールシステムである。遺伝子の配列そのものではなく、スイッチのオンとオフを後天的に遺伝子の修飾によって決める。

エピジェネティックスはＤＮＡメチル化とヒストン修飾によって制御されているが、そのうちＤＮＡメチル化の量を特定の遺伝子で測定すると、ほぼ実際の生物学的年齢と一致する。この現象は「エピジェネティック時計」と呼ばれている。この時計を0歳の赤ちゃんに戻す方法が存在すると岡野教授は言う。

その代表的な方法にｉＰＳ細胞がある。ｉＰＳ細胞を作るための山中4因子と呼ばれる4種類の遺伝子をＤＮＡに導入すると、エピジェネティック時計はどんどん若返り、受精後数日の状態になる。

「モノの老化と細胞の老化はまったく違う」

と、岡野教授は解説する。

割れたガラスをもとに戻すことはできないが、細胞はエピジェネティックスの状態を正常に戻すと、その細胞自体が「赤ちゃんの状態に戻る」。iPS細胞も同様に、古い皮膚から採取した細胞に山中4因子を導入してリプログラミングすると、細胞は生まれたての時に戻るのである。

「iPS細胞は細胞の初期化だから、究極の若返りと言えるでしょう。それを臨床の現場でどのように応用できるかは、今後の課題です」と岡野教授は語る。

ただ、すべての細胞に山中4因子を導入すると、全部が初期化されてしまい、生きることができない。そこでこの山中4因子を限定的に使い、細胞を若返らせるという研究がある。「細胞リプログラミング」と呼ばれるもので、老いたマウスの視力を蘇らせることに成功した研究グループもある。

「非常に視力の落ちた動物の網膜にiPS細胞を作るときに必要な因子を導入したところ、視力が回復したという論文は衝撃的でした。脳にも局所的に細胞を初期化する遺伝子を導入するという考え方は、世界的に大きなトピックになっています。問題はそれをどうやって血管と脳の間にある血液脳関門を通らせるかで、今、開発競争が行われているんです。

この手法によってある特定の疾患の治療法の開発が成功すれば、同様の方向性で老化に伴う様々な課題を克服できる可能性はあります」

岡野教授は２０２２年にはアルツハイマー病患者のｉＰＳ細胞を使い、病気を再現した「ミニチュア脳（脳オルガノイド）」を作製した。アルツハイマー病やパーキンソン病などの様々な脳の神経変性疾患は、加齢と相関している。

「加齢を予防することができれば、多くの神経変性疾患の発症を抑えられる可能性があります。私たちの研究では脳や脊髄に局所的にｉＰＳ細胞由来神経前駆細胞を移植することで、脊髄損傷や脳梗塞といった、これまで治らなかった脳と脊髄の疾患を回復できることを明らかにしました」

では、細胞が「初期化」されるのであれば、その機能を利用して脳の神経細胞自体を増やすことはできないのだろうか。

この問いに対して、岡野研究室の加瀬義高特任講師（藤田医科大学兼任）は次のように解説する。

「神経細胞の研究では、それを人工的に新しく増やそうとすると、マウスでは記憶を失ってしまう。脳の神経細胞を保護する薬を高用量で投与すると、確かに神経細胞が増え、新規記憶がよくなるのですが、かつて覚えていたことを忘れてしまうのです。新しく作られた回路が、もとにあった回路を侵食してしまうからです。よって、新しいニューロンを作るという意味での介入を脳に行うことは、人の記憶の連続性を失わせてしまう可能性もあります。今ある神経細胞を維持する戦略が現実的かもしれません」

回路の「つながり」を維持するには？

「脳の老化は分かっていないところが確かに多い」

東京大学大学院薬学系研究科で認知症の研究に取り組む富田泰輔教授は話す。

脳が他の臓器と異なり特殊なのは、脳内では神経細胞がほとんど増えないことだ。年を重ねる中で神経細胞同士がつながったり、配線を組み替えたりする作用が行われるが、細胞の数自体は小学生かそれより以前にできあがっている。

「基本的に認知機能の低下は、その神経細胞の老化によるものだと考えられます」

このような特殊な脳の老化は、治療できる可能性があるのだろうか。

そのことを知る上でまず前提となるのは、人の記憶力が老化によって下がっていくメカニズムだ。

脳の神経細胞はシナプスによって互いにつながりを強めたり、つなぎかわったりすることで記憶を司っている。神経細胞の数が変わらなくても、その回路のつながりが老化によって弱まると、記憶力が衰えていくことになる。

もしその働きを維持することができれば、「老化を抑えられるのではないか」と富田教授は解説する。

「脳の神経細胞には可《か》塑《そ》性《せい》が備わっています。ある場所が良く使われていると、シナプスのつながりが強まる。逆に使わないところは弱まります。数そのものは変わらないのですが、神経細胞はその回路を自由に変えて脳の回路全体の強さを高めていることが分かっています」

その働きを「維持」するとはどういうことか。

新しい刺激を受けて何かを記憶するとき、ヒトの脳の中では神経細胞の組み変わりやシナプス同士のつなぎかわりが起こっている。要するに、その働きを保つことができれば、老化もある程度は抑えられるのではないか、ということだ。

「また、先ほど神経細胞は増えないと言いましたが、実は人間の脳の半分から3分の2くらいは神経細胞ではなく、『グリア細胞』という神経細胞の働きを助ける細胞や免疫を司っている細胞であったり、栄養補給をしたりする細胞です。グリア細胞の方にはダイナミックに増減するものもあり、体の末梢臓器のように分裂していきます。そのため老化にはこのグリア細胞も関係していると思われます」

脳の「ごみ」が増えるメカニズム

そこであらためて理解しておきたいのが、認知症が起きるプロセスである。

厚労省の推計では２０２０年の認知症患者は６０２万人で、65歳以上の１６・７％。それが40年後には８５０万人、４人に１人となると推計されている。

認知症は老化とともに数が増えるため、老化関連疾患と言われている。つまり認知症を治療することは、老化の治療ともつながる。そのような認知症の中でも七割近くを占めるのが、アルツハイマー型認知症である。

アルツハイマー型認知症は、脳にアミロイドβやタウといったタンパク質が蓄積することで引き起こされる。アミロイドβの蓄積を減少させる認知症治療薬のレカネマブが、２０２３年に米食品医薬品局（ＦＤＡ）の承認を受け、さらに日本においても承認されたことは大きなニュースとなった。

そもそも脳にアミロイドβやタウといったタンパク質の「ごみ」が溜まるのは、認知機能が正常な人であっても変わらない。富田教授によれば、認知機能が正常でも70代で30％、80代では40～60％の人にアミロイドβの蓄積が認められるという。

「そこから言えるのは、アミロイドβが溜まるということは老化に伴って誰にでも起こる現象だということです。それがいつ始まるかは人によって異なりますが、タウに関しては20代や30代から溜まってきます。ただ、アルツハイマー病とはアミロイドβやタウが多く溜まって神経細胞が死んでしまった状態なので、溜まる量が低いレベルで抑えられていれば、結果として90代、場合によっては１００歳まで認知機能は保たれると考えられます」

つまり、いかに脳にタンパク質の「ごみ」が溜まらないようにするかは、老化にともなって起こる認知機能の低下を予防する極めて重要なテーマということだ。

「そして興味深いのは、アミロイドβやタウが溜まっても神経細胞が死なない人が一定数いること。おそらく、脳の免疫機構が関係しているのだろう、と考えられています。たとえば、タンパク質の『ごみ』が脳に溜まることで、異常な免疫反応が起きて神経細胞を殺しているのではないか。あるいは蓄積したタンパク質に神経細胞が耐えきれなくなり、自滅してしまっているのではないか。まだ研究途上のテーマですが、脳の免疫がいま、非常にホットなトピックになっていることは確かです」

繰り返すが、残念ながら今の治療薬の効果は、認知機能の下がり方を緩やかにさせる程度にとどまり、症状を改善させることはできない。認知症を発症しかかった人の症状が進まないようにはできても、認知機能をもとに戻す研究はまだ進んでいないのが現状だ。

急カーブで「ごみ」が増える前に

では、それらの現状を踏まえた上で、認知症になる前に脳の老化を「治療」することは可能なのか、という問いに戻ろう。

いま、認知症の治療の分野では、認知機能に軽度の障害があるものの日常的には自立した生活を営めている軽度認知障害（ＭＣＩ＝Mild Cognitive Impairment）を本格的な認知症が発症する前に発見し、積極的にレカネマブなどを投与していこうという流れがある。

ＭＣＩの診断には主に認知テストが使用されるが、富田教授は老化によってアミロイドβが蓄積し始めるかどうかを血液検査で調べるバイオマーカーの手法を開発し、ＭＣＩのさらに前段階で「認知症予備軍」の人を見つけることを目指している。

「将来的に認知症の発症の可能性が高い『プレクリニカルアルツハイマー』の人を、血液検査で見つけることはすでにできるようになっています。アミロイドβが蓄積しているかどうかは、血液の検査によって調べることができるからです」と富田教授は言う。

「脳に溜まるタンパク質のごみはシグモイド（S字状の曲線を表す関数）的に増えることが分かっています。つまり、最初はちょっとずつしか増えないのですが、増え始めると一気に増えて、その後はフラットになる。家の掃除のことを考えてみても同じでしょう。ぱっと見てきれいな状態でも、部屋の隅の方には少しずつ埃が溜まっていて、ある段階を過ぎると急にそのごみが目に見えるようになってくる。研究ではその間に何が起こっているか、その境目をどうやって見つけるかに注目しているところです」

　一見すると認知機能が正常な人の中から、いかに「認知症予備軍」を見つけ出すか。血液検査や尿検査といった簡便な方法でタンパクが溜まる前の兆候が診断できれば、認知機能が正常な段階から積極的に治療を始めることが可能になる。

　ただ、認知症を事前に「治療」することについては、未だ社会の側の準備が進んでいないことも富田教授は重ねて指摘する。

「認知症治療薬の投与も本来はタンパクが溜まって神経細胞が死んでしまう前に行った方がいいわけですが、それをどうやって使えるようにするかは社会的な課題です」

　こうした最先端の研究の恩恵をすべての人が受けられるようになるには、まだ時間が必要だ。

いますぐできる「デュアルタスク」

　では、研究の成果を踏まえた上で、日常生活の中で「いますぐ」に行える認知症予防法はないのだろうか。

　富田教授は言う。

「たとえば認知症の予防で注目されているのは、『デュアルタスク』という運動の手法です」

　これは有酸素運動をしながら「頭を働かせる」というもので、たとえば、息があがるくらいの運動をしながら画面上でクイズを解くのもその一つだ。

「運動しているときは、何かをちょっと考えながらやるといいと思いますね。その方が脳の広い領域が活性化されていると言われているからです。かくいう私もランニングするときは、なるべくいろんなことを考えるようにしています。運動するときは無心の方がいいという考え方もあると思いますが、意図的に難しいことを考えながら運動する方が、脳にとっては良い影響があるのではないか、と思います。若い世代であれば、ランニングをしながら意図的に難しいことを考えると、認知症の予防になるのではないかと思います」

実際に高齢者福祉施設の入居者に1週間で2〜3日程度のプログラムに参加してもらったところ、認知機能が維持されたという。

「有酸素運動がなぜ脳にいい影響を与えるのか。マウスでの実験では、酸素がたくさん供給されることで脳が活性化され、その結果として筋肉の強度を高めるといった効果が分かっています。ヒトについても概ね同様でしょう。興味深いのは脳の酸素消費量が増えるだけではなく、運動をすると筋肉の側から脳に様々な物質が送られ、脳が刺激されるという論文も出ていることです。実は大人になってからも脳の神経細胞は少しだけ増え続けると考えられるのですが、そのための神経幹細胞を増やすような因子が『運動した筋肉』から出ている、という話もあります」

睡眠時にグリア細胞の働きが強まる

そして、もう一つ注目されているのが睡眠である。

「長過ぎでも短か過ぎでもない適度な睡眠」が認知機能の維持に良い影響を及ぼすという

データがある。

睡眠が認知機能にどのように関係しているのか、そのメカニズムはまだ分かっていない。ただ、仮説として考えられるのは、脳内にあるグリア細胞の果たしている役割だ。グリア細胞は前述のように人間の脳の半分から3分の2を占める非神経細胞で、神経細胞の機能を調整したり、免疫を司ったりしている。グリア細胞は神経細胞とは異なり、増えたり減ったりする、と富田教授は解説していた。

加齢によって脳の代謝が悪化すると、認知症の原因となるアミロイドβやタウといったタンパク質が排出されにくくなる。タンパクの「ごみ」が溜まりやすくなっていくのだ。その意味で認知症を予防するためには、やはりその「ごみ」が溜まらないように、脳の中の代謝を高く保っておくことが肝要となる。

そして、とくに脳内でそれらのタンパク質の代謝を行っているのが、グリア細胞のうちのミクログリアという免疫を担当する細胞だという。

「脳のタンパクの代謝には二つの大きな経路があります。一つは神経細胞ではないグリア細胞の中にそのミクログリアという免疫を担当する細胞があり、脳の中の様々な悪いものを食べてくれるんです。年をとるとその機能が悪くなってくるわけです。脳は他の臓器と違い、血液から栄養や活動に必要な分子を選択的に取り込んでいます。たとえば、インクをマウスの血管に入れると体は真っ黒になりますが、一方で脳は真っ白のまま。つまり、異物が入らないように、血液脳関門というバリアで脳は守られている。ミクログリアによって取り込まれた老廃物は、最終的にこのバリアを通り抜けて下水のように排出されるのですが、人も動物も起きている時に比べて、寝ている時にその機能が高まると言われているんです」

なお、睡眠をめぐる研究については他にもさまざまな興味深い事実が分かってきている。これらは第五章で詳しく紹介したい。

腸の調子がいいと脳の調子も良くなる

脳の免疫機能に関する研究は最近急速に進んでいる、と富田教授は続ける。

それまで医学の教科書には「免疫租界」という概念があり、脳内には免疫反応がほとんど起こらないと言われていた。だが、数年前に脳にもリンパ管があることが分かり、胎児の時に開いた脳に入ってきたミクログリアが、誕生後も増え続けて免疫を司っていることが分かってきた。

「胎児の開いた脳にぱっと入ってきた細胞が、その後もずっと増え続けるというのは脳の驚くべき特殊な免疫システムですよね。さらに、この2、3年でリンパ管にも興味深い機能があることが分かってきています。病気になった時などに免疫細胞が末梢から入ってくるというもので、脳の免疫はどうやらかなり複雑であるようなのです」

さらに興味深いのは、そうした脳の免疫機能と体の免疫機能には、思った以上の関係性がありそうだということだ。

たとえば、腸内細菌の状態が良いと脳にも良い影響があるという「脳腸相関」という考え方がその一つだ。

「いま盛んに研究が行われている分野で、おそらく末梢（体）の免疫系と脳の免疫系がお互いにコミュニケーションをしているのだろう、と言われています。実際にマウスの実験では腸内細菌叢の環境によって、脳のタンパク質の溜まり方が良くなったり悪くなったりするというデータがあります。体の免疫と脳の免疫のシステムがつながっていることが分かれば、どんな食べ物やサプリを摂ると脳の老化を防げるかも明らかになってくるかもしれません」

「光認知症療法」の希望

そんななか、ミクログリアが脳の老廃物を排出するメカニズムに着目し、富田教授が認知症治療の全く新しい手法の一つとして研究を進めるのが、「光認知症療法」と呼ばれる治療法である。

これはアミロイドβなどのタンパク質を光と薬剤によって取り除くもので、まず薬を体内に入れて化合物を脳に届けた後、光を当ててそれを活性化させ、ピンポイントでタンパク質を除去しようという試みである。

「いま考えているのは経口薬を飲んだ後、ヘルメットのようなデバイスを頭に被り、光を脳内に届けて化合物を活性化させるというアイデアです。ただ、問題なのはヒトの頭蓋骨は厚さが1センチ前後あるため、光が脳の深部まで届かないことです。マウスでは頭蓋を開かなくても頭蓋骨が薄いので深部まで届くのですが、ヒトではまだその点に課題があり、手法を研究しているところです」

そうした課題があるとはいえ、富田教授の光認知症治療のコンセプトは認知症の治療に大きなイノベーションを起こすものだ。

光認知症療法の利点は、薬効を脳だけに絞れることである。そのため他の臓器で薬による副作用を起こさずにすむ。また、抗体医薬であるレカネマブでの治療が2週間に1度の点滴を必要とするのに対し、光認知症療法は経口薬と光を発する「デバイス」を組み合わせるという手法に特徴がある。

「薬効は免疫細胞の活性化です。我々の技術では『酸素化』と呼んでいるのですが、アミロイドβに酸素原子を導入すると、それをなぜか免疫系の細胞であるミクログリアが食べてくれるのです。抗体医薬と薬効は似ていても、異なる方法を用いるので同時に治療に使えるのではないか、と考えています。つまり、抗体医薬でアミロイドβを減らした後、自宅で継続的に認知症の治療ができるというメリットがある。また、アミロイドβに対する抗体医薬はアミロイドβにしか効きませんが、我々の作っている薬はタウなど他のタンパクの『ごみ』も取り除いてくれます」

　ただ、あらためて留意しておきたいのは、レカネマブも光認知症療法も、脳に溜まったタンパク質を取り除くことはできても、すでに失われた神経細胞を再生できるわけではないということだろう。

「アミロイドβやタウが溜まると神経細胞が死んでしまうので、これまではまずその『ごみ』をいかに取り除けるかが認知症研究のテーマになってきました。光認知症治療も現段階ではその一つです。しかし、今はタンパクがたくさん蓄積する前の人たちにレカネマブを使う治験が行われており、6〜7年後には詳しいデータが出てくるでしょう。その成果が出てくれれば、次は蓄積したタンパク質を除去した上で、失われた神経細胞をいかに回復させるかについての研究がさらに進んでいくはずです」

脳細胞が死んでも記憶は死なない

さて、認知症についての研究の話を聞いていると、あらためて実感するのが「記憶」というものの奥深さだろう。

たとえば、富田教授は亡くなった祖母が認知症になったとき、症状が進んだ後も子供の頃に覚えた歌をうたえるのが不思議でたまらなかったという。

「自分の子供や孫の顔を覚えていないのに、70年前の歌の記憶は脳のどこかに残っている。神経細胞が失われても、記憶が失われてしまうわけではない、ということが本当に不思議に感じられるんです」

富田教授にとって、認知症になった祖母との思い出は研究の大きな動機の一つでもある。

「祖母は認知症の症状が進む前は、私の開発した薬を飲むと言ってくれていました。しかし、最期には自分の生や死について何かを考えたり、判断したりはできなかったでしょう。その状況に至るまでには、恐怖や不安がたくさんあったのではないかと思うのです」

富田教授が認知症を事前に治療する研究に力を尽くしているのは、そのプロセスの中での当事者の苦しみや介護の大変さを身に沁みて知っているからでもある。

「私個人としては、老化にともなって体が動かなくなり、いろんな病気になるのは仕方がないと思っています。しかし、亡くなるまでは子供や配偶者の顔を覚えたままでいて欲しい。

認知症を予防することで、ヒトが『長生き』になるかどうかは分かりません。しかし、意識レベルの健康寿命を延ばしたいと思うからこそ、脳の老化を防ぎたいと思うわけです。脳は取り換えのきかない臓器なのですから」

富田教授がこう語るように、老化研究にとって脳が特別な存在なのは、それが他の臓器と異なり代替不可能な臓器であるからだ。

かつてパーキンソン病の治療では、堕胎した胎児の脳を移植するということも行われていた。パーキンソン病は運動を制御する脳の幹の部分、「黒質」という部位の変性によって引き起こされるため、その部位に神経細胞を補充することが一つの療法とされたからだ。

「その療法の根底にある考え方とは、脳そのものは取り換え不可能でも、パーツごとに考えれば神経細胞を補充できるというものです。しかし、脳の大事な機能は感情を持ったり、認知したりということ。その分野についてはまだほとんど分かっていない、というのが現状でしょう」

半導体に記憶をアップロードする

しかし、この「脳の取り換えは不可能」という大前提を、別の角度から覆そうとするような研究がある。

そのＳＦの世界のような研究を行っているのが、東京大学大学院工学系研究科の渡邉正峰准教授だ。

彼が研究テーマとしているのは、脳の記憶や意識をコンピュータ上に「アップロード」するというものだ。その研究には、これまで老化研究という視点から見てきた脳について、まったく別の視点からの理解を深める面白さがある。

「いま記憶について分かっているのは、海馬にはその人の記憶がインデックスのように蓄えられているということです。海馬は非常に代謝が高く、何か刺激のあることが起こったとき、星座のように情報を記録して記憶を作品のように取っておく。これは１９５０年代の研究なのですが、恐ろしいことに覚醒した人の頭蓋を開け、脳のある部分を刺激すると本人も忘れていた様々な風景が甦る、というものがあります。つまり、ランダムに脳の側頭葉を刺激すれば、人は走馬灯のように記憶をよみがえらせられるわけですね」

そう解説する渡邉准教授は、「ここに一つの思考実験があります」と続ける。意識について研究するオーストラリアの哲学者・認知科学者であるデイヴィッド・チャーマーズの「脳のシリコン化」をめぐる思考実験についてだ。

――たとえば、ここに人間の脳があり、「リンゴを見ている」という感覚があるとする。その上で神経細胞を１個ずつシリコン製のものに置き換えていく。もとの神経細胞の入出力と、他の神経細胞との間の「配線」を完璧に再現できたとすれば、脳のすべての神経細胞がシリコン製となっても、依然「リンゴを見ている」との感覚は残り、意識は宿りつづけるはずだ。

「脳の神経細胞の一つひとつは普通の細胞ですが、それぞれの間に少しだけ隙間が空いています。つまり脳の神経細胞は孤立した一つの細胞で、ポンと細胞を置き換えても中で起きていることには影響を受けません。つまり、神経細胞の情報交換に使われる活動電位であるスパイクを時系列に沿って送り付け、どう情報が返って来るかを再現してしまうと、脳は細胞を置き換えても完全に騙されてそのことに気づきません。たとえば、それを1個、2個とやっていって、最後は脳の細胞のすべてを置き換えてしまったらどうなるか、というのがチャーマーズの思考実験なんですね」

ただ、問題なのは千数百億個という脳全体の神経細胞を人工のものに置き換えると「半導体の化け物」のようになってしまい、この数十年内の技術進歩をもってしても実現不可能であると考えられることだ。

そこで渡邉准教授が研究しているのが、脳で行われている「情報処理」の計算をすべてコンピュータ上で再現するというアプローチである。

彼が提示する方法とは神経細胞の入れ替えではなく、土台となる「誰のものでもない」意識をあらかじめ宿す機械に人間の脳を接続し、新型のブレインマシンインターフェイス（ＢＭＩ）を介して記憶を転送することで、最終的には「私」の意識を移し替えるというものだ。

完全に意識がその機械に「移植」されれば、もとの生体脳が死を迎えてもその人は機械の中で生き続けることになる――。ちなみに、渡邉准教授はその「マインド・アップローディング」の要となる、侵襲型ブレインマシンインターフェイスの技術開発と医療応用を行う新たなスタートアップ「RUTEN」を2023年に起業した。

「意識」をコンピュータ上に再現

ここでポイントとなるのは、「意識」とは何かという問題だ。前提となるのは「脳が意識を生み」、さらに「脳の情報処理機構が意識を生んでいる」との定説だ。

つまり、コンピュータ上に人間の脳の「情報処理」を再現できれば、そのコンピュータには「意識」が宿るはずだ。

「これは神経科学者であれば、誰もが『そうだろうな』と思う考え方です。映画『マトリックス』では、主人公のネオの脳はBMIに接続されていて、コンピュータ上で計算された世界を現実のもののように生きる姿が描かれていました。脳の情報処理機構が意識を生んでいるのであれば、多くの神経科学者はそれで意識は生まれるはずだ、と考えます。『マトリックス』ではインターフェイスにつながれたネオの脳と身体が残っていますが、脳も含めてデジタル化されてしまっても、僕らの意識や『わたし』という感覚が残るはず。

私が提案する手法では、映画と同じように、バーチャルの世界で人が意識を持って生き続けることが理論上できることになります」

　渡邉准教授のこの壮大な話が荒唐無稽ではないのは、ケンブリッジ大学とジョンズ・ホプキンス大学の共同研究で、２０２３年にショウジョウバエの完全な脳の配線図が作られたことからもわかる。ショウジョウバエの幼虫の脳を使ったこの研究では、その脳をダイヤモンドカッターで薄くスライスしたものを調べ、３０００個以上の神経細胞の間の、55万本近い神経繊維が完全に再現された。

「それと同じことが、人の脳でも10年後にはできるようになるのではないか」と渡邉准教授は言う。

片方の脳だけ機械に差し替える試み

　実際に、ＭＩＴと共同研究を行っていたスタートアップ企業「ネクトーム社」は、死亡した人の脳を取り出して、それをごく薄くスライスしていって、ニューロンがどう結合しているかを読み取った。その情報をコンピュータ上に複製していくことで、亡くなった人の意識の移植を試みている。同社は、自分の脳の保存を希望する人たちから20万ドルを超えるデポジットを集めたという。

しかし、脳を取り出すために人が死ぬことを前提としているこの技術に対しては、「自殺を促しているのではないか？」という倫理的な批判も殺到している。同社の創立者であるロバート・マッキンタイヤーは、「保存する脳の状態をできるだけ新鮮にするためには、防腐処理は末期患者がまだ生きている間に始めるべきだ」と発言していたと報道されたこともあった。

ＭＩＴは２０１８年、「ネクトームの商業計画の基本となっている科学的根拠と、同社がこれまでに発表したいくつかの公式声明を考慮して」ネクトーム社との研究契約を解消する声明を発表した。

「これらの手法は神経細胞間の配線の有無を抽出することはできますが、配線の強度を十分な精度で読み取ることはできません。ここに『神の目』があるんです。細胞がつながっているか否かは分かるのですが、それがどの程度の強さでつながっているかを計測するのは至難の業です。

脳のシナプスは拡大すると、パチンコのチューリップみたいなものが開いて神経伝達物質が出入りする仕組みになっています。この結合強度はオングストロームオーダー。それほど微小なものを正確に読み取ることは、おそらく今後も決してできないでしょう。だから、中国のSF小説『三体』では意識のアップロードのすごい方法が描かれていて、地球の技術ではそれができないため、脳をフリーズドライして宇宙に送り、宇宙人が拾ってくれるのを待とうとします。まあ、たぶん宇宙人もできないと思いますけどね。一方で私が考えているのは、生きたまま脳の意識を移植する方法で、先の手法から得られる神経配線の有無は、あくまで機械の配線の初期状態としてのみ用いることになります」

渡邉准教授は、生きている状態で脳を機械につないで、日常生活を送ることで、機械の意識を「私色」に染めていく方法を考えているのだという。

「人の脳には右脳と左脳がありますが、それをつなぐ神経細胞である脳梁を切断すると、右脳と左脳のそれぞれで意識が宿るとの知見を応用します。私たちが左右の視野を一つの風景として見られるのは左右の意識が統合されているからです。そのため、片方の脳だけを機械に差し替えて、それでも機械側の景色も含めて統合して見ることができれば、機械に意識が宿ったことの証明になります。これが、私の考える人工意識のテストであり、これを用いて、人工物に意識を宿す試みを通して意識の神経機構を解明し、その副産物として意識のアップロードを実現しようとしています」

「意識」のアップロードを我々が生きている間に実現するためには、莫大な研究リソースが必要だ。

「私の研究構想をアポロ計画にたとえるならば、意識の解明は、有人宇宙船の月周回軌道への投入に相当し、意識のアップロードは有人月面着陸に相当します。後者を掲げることで、不老不死の需要を喚起し、前者を早期に実現する道筋をつけたい」

渡邉准教授はそう語る。

不老不死は楽園なのか？

渡邉准教授の思い描く「記憶と意識のアップロード」という未来は、まさに「不老不死」と呼べるものかもしれない。

「ただ――」と彼は語った。

「不老不死という言葉には、『ずっと生き続けなければならない』というネガティブなニュアンスが含まれています。僕自身はそうではなく、お金を入れるとコンティニューできるゲームのようなイメージで脳のアップロードを捉えています。また、意識の計算を止めることで、人工冬眠も実現します。個人的には、数十億年後にとんで、太陽系の終わる瞬間を見たいと考えています」

　自分でオンオフが決められて、死から逃れられるとしたら――そこは楽園なのだろうか。

「天国みたいな世界に見えますが、幸せは難しいと思っています。完全にバーチャルな世界では誰も生きていたくないから、現世の人たちと共に暮らしていきたいと思うでしょう。バーチャルな世界にもどうしても社会ができてしまうでしょうし、そこに何かしら競争が起これば、みんながみんな幸せにはなれないんじゃないかと考えられます。よって、シンプルに天国を用意します、とは言えないところがあります。ただ、このあたりに関しては、哲学者の信原幸弘先生を交えてまさに議論を進めているところで、多くのみなさんがアップロードされたいと思えるような、バーチャル世界を構築したいと考えています」

　科学者と哲学者によって構築されるかもしれないバーチャルの世界の天国。それがあれば人は不老不死になるのだろうか。だがそれが実現できたとしても、まだしばらく先のことであるのは間違いない。それまで我々は現世を健康長寿に生き抜くしかない。

　次章ではそのためにできる実践的な方法を紹介する。

第五章　科学が解明した「長寿の生活習慣」

大谷翔平の「寝る力」

これまで老化と長寿をめぐるさまざまな研究を紹介してきた。取材をする中で多くの研究者が口をそろえて挙げたのが、「睡眠」の質を高める生活習慣が、健康長寿の一つの条件だということだった。

では、睡眠の「量」や「質」とは、人にとってどのような意味を持つのだろうか。そして、睡眠と老化の関係とはどのようなものなのか。

２０２３年、日本中が沸いたワールドベースボールクラシック（ＷＢＣ）で活躍した大谷翔平選手は、パフォーマンスを保つために「睡眠」を何より重視しているという。日本代表としてともに戦ったヌートバー選手が大谷選手を食事に誘った際、彼が「寝てる」と返事をして断ったこともニュースになった。

しかし、そもそもなぜ睡眠は重要なのか？

「人間が本来のパフォーマンスを発揮するためには、必要十分な睡眠時間を確保することが必須です。大谷選手が睡眠を理由に誘いを断ったことは、結果が求められるアスリートとして正しい態度だったと言えます」

そう語るのは筑波大学国際統合睡眠医科学研究機構で、睡眠の謎について研究する柳沢正史機構長だ。１９９８年に睡眠と覚醒のスイッチング機能を担う脳内の神経伝達物質であるオレキシンを発見したことで知られる、睡眠研究の世界的な研究者である。日中に突然強い眠気に襲われる疾患であるナルコレプシーがこのオレキシンの欠乏によることを解明した。ちなみに、オレキシンの産生細胞は、食欲や体重調整などに関わる脳の外側視床下部にのみ存在するため、食欲や欲望を表す古代ギリシャ語のorexisから派生して、オレキシンと名付けられたという。

日本人は睡眠で損をしている

ところで、ハードワークをするビジネスマンなどの中には「自分はショートスリーパーだから」と、１日の睡眠時間が４～５時間でも足りると豪語する人がいる。フランスの皇帝ナポレオンが１日に３時間しか眠らなかったというエピソードも有名だ。

だが、柳沢機構長は、「睡眠時間は遺伝子で決まりますが、実際に４～５時間で睡眠が足りている人は数百人に１人」と話す。個々人が必要とする睡眠時間は正規分布に近い分布をしていて、ほとんどの人は６～８時間程度必要となる。

とりわけ日本人は睡眠の「質」を考える以前に、睡眠の絶対的な「量」が足りていない。じつは世界で最も眠っていない国民は日本人で、その中でも東京の住民は最低睡眠時間だという。

「働き世代の日本人は圧倒的に睡眠不足であり、その睡眠の量は通勤時間とも相関しています。通勤時間が片道１時間のびると、平均睡眠時間は１時間、片道分だけ減る。都市部ではとくにその傾向にあります。そして、眠る時間があったとしても、眠らない人も多い。私に言わせれば、それは『覚醒』への依存症のようにさえ見えます。しかし、眠る間も惜しんで働くのは、経済的な意味でも、健康を守る上でも、ナンセンスです」

睡眠時間は国の経済力とも関わってくる。世界の平均睡眠時間のデータによると、国民１人当たりのＧＤＰと睡眠時間との間には強い正の相関関係があるが、日本は国民１人当たりのＧＤＰが同程度であるニュージーランドやフランスと比べても、睡眠時間が約１時間少ない。日本の睡眠不足による経済損失は３％と試算されている。つまり、日本人みなが睡眠を改善すれば、それだけでＧＤＰが３％上がることになる。

そして、この「１時間の差」は経済的なものだけではなく、寿命とも関連している。

睡眠時間と総死亡率に相関関係があることは昔からよく知られている。７時間睡眠が最も死亡率が低く、睡眠時間が減っていくにつれ死亡率が高くなる。古くはラットを眠らないようにした実験では、眠らなければ10日から2週間ほどで死に至った。それほどまでに眠ることは生命維持に必要なものである。

一方で、睡眠時間が長くなりすぎても死亡率が高くなるが、「寝すぎそのものが問題なのではない」と柳沢機構長は言う。

「そもそも人は必要以上に長く眠れません。長時間睡眠の人の寿命が短いのは、それだけ眠らなければならない何らかの身体の問題、たとえば睡眠時無呼吸症候群などを抱えているからだと考えられます」

睡眠不足で加齢は加速する

さらに寿命は睡眠の「質」とも関係する。

広く知られるように、人の睡眠のサイクルは「レム睡眠」と「ノンレム睡眠」という質的に異なる二つの睡眠状態で構成されている。睡眠はノンレム睡眠から始まって、やがてレム睡眠に移行し、眠っている間は両者が繰り返される。ノンレム睡眠には深さが3段階あり、一番深い段階を深睡眠という。

ここで興味深い研究がある。2020年にスタンフォード大学などの研究グループによって発表された、レム睡眠の割合と死亡率との関係を調べたものだ。高齢男性を12年間追跡調査した結果、レム睡眠が5％減るごとに総死亡率が13％も上昇したというのだ。さらに心血管疾患による死亡リスクも11％上昇するという。その後、研究グループが女性においても追試し、レム睡眠と死亡リスクの関係が有意であることがわかった。一方でノンレム睡眠の三つのステージとレム睡眠について死亡率を比較検討したところ、死亡率と最も関係するのはレム睡眠だとわかった。

なぜレム睡眠がそれほど寿命と関わるのかはまだ明らかになっていないが、「レム睡眠は夜の後半に増えてくるので、睡眠不足で最初に削られるのがレム睡眠だからではないかと考えられる」と柳沢機構長は述べる。

さらに、睡眠が減ると実年齢以上に加齢が加速してしまうという。

「睡眠は加齢とも相関しています。不十分で良くない睡眠を続けていると加齢関連疾患が加速します」

「レム睡眠」の減少は認知症リスク

たとえば、認知症。65歳の非認知症者1041人を対象としたコホート研究（疾病の要因と発症の関連を調べるために大勢の人を長期観察する研究）では、睡眠不足によって高まる認知症のリスクは4倍。一方で、レム睡眠が1％減るごとに認知症のリスクが9％増加することもわかっている。さらに、メタボリック症候群も寿命と同様に7時間を底にJカーブを描いており、うつ病と睡眠の関係も明らかになっている。それだけ睡眠と加齢関連疾患との関係には根深いものがあるのだ。

「逆に、個々人の睡眠の詳しい様態は、脳の老化を表す一つのマーカーになりえます」

つまり、その人の睡眠の質を調べることによって、脳の老化の具合を判定できるということになる。

「年をとって寝られなくなった」「早く目が覚めるようになった」というお年寄りは多いが、確かに高齢になると睡眠時間は少しずつ減少する。さらに就寝時間も起床時刻も早くなるので、睡眠の中央時刻（就寝と起床の真ん中の時刻）が前倒しになり、若年者に比べて深睡眠とレム睡眠が減少していく。

「高齢者は中途覚醒が多く、連続した睡眠が維持できなくなる。良い睡眠は脳の加齢や身体の加齢関連疾患を予防すると考えられます」

だからといって、睡眠薬を使ってでも眠ればいいかといえば、必ずしもそうではないと柳沢機構長は言う。

「従来の睡眠薬を何年も続けて飲んでいると認知症のリスクが増えるという報告もあるし、薬によっては耐性や依存性が出るものもあるため注意が必要です」

睡眠負債という概念

柳沢機構長が発見した「オレキシン」の拮抗薬が不眠症治療薬として発売されている。オレキシン拮抗薬は髄液中のアミロイドβやリン酸化タウタンパク質を減らすという最新の研究もある。

「一晩だけの急性効果のデータであるため、認知症の予防になるかどうかはまだ分かりません。しかしこれは期待の持てる報告です。オレキシン受容体拮抗薬には依存性がないため、眠れるようになったら卒業できるという利点もあります」

付け加えると、マウスレベルの実験では、レム睡眠を人工的に増やしたマウスは、アルツハイマー病の原因となるアミロイドβが減ることも分かった。さらにレム睡眠増加マウスはストレス耐性が向上し、アルツハイマー病モデルマウスの実験でも、レム睡眠量が少ない個体ほど学習成績が悪い。

「これらのデータから、加齢の影響を少なくする一番の近道は、睡眠時間について考えることだと言えるのではないでしょうか」

では、睡眠が老化と深くかかわっているとするのであれば、その「質」や「量」を具体的にはどのようにコントロールすればいいのか。

ここで重要なのは、睡眠がいかに大切であっても、「寝溜め」することはできないということである。

そこで用いられるのが「睡眠負債」という概念だ。睡眠負債とは、睡眠不足が続いた際に累積した「本来寝るべき時間」のことである。負債を負わないのが一番だが、もしも溜まってしまったら、早めの返済が必要である。

「自覚的に十分に眠れているという健康な若者でも、実際には睡眠負債は1日1時間あり、それを完済するには4日間かかるという報告があります。この実験では、若者に好きなだけ寝るように指示すると、初日は10時間以上眠りました。これは一晩徹夜したあとの睡眠時間と同じくらいです。翌日からだんだんと睡眠時間が減ってきて、4〜5日目には8時間半に落ち着きます。この状態は完全に充足した睡眠時間が取れていて、それ以上は眠れないということです。つまり、十分に眠れていると自覚していても、じつは睡眠負債を負っていることとなります」

とはいえ、睡眠負債を返済するために週末にたくさん眠ろうとしても、そこには社会的な日常と個人の生体リズムの不整合を表す「ソーシャルジェットラグ（社会的時差ボケ）」という問題もある。柳沢機構長によれば、「休日の前日に夜遅くまで起きていて、翌朝は昼頃まで寝ている」という生活をしていると、睡眠中央時刻が崩れてしまう。土日に夜更かしをして月曜日の朝早くに起きて仕事に行った場合、人の体は「土日にインドあたりまで行って戻ってきたのと同じ時差ボケのような状態」になってしまう。

「つまり、自分にとって必要な睡眠を知り、そのペースを日常的に守ることは、それだけ重要なのです」

睡眠負債を減らす方法

では、個人にとって必要な睡眠時間はどれくらいなのか。最適とされる7時間だと考えていいのだろうか。

「先に述べたように、どれだけの睡眠時間が必要かは、遺伝子によって異なります。つまり、人によって違うということです。睡眠負債を減らすためには『自分で実験しながら必要な睡眠量を把握すること』が必要になります」

日常生活の中で「寝不足」の人が睡眠負債を解消する手法は、次のようなものだ。

①まず平日と休日の就寝・起床時間をほぼ同じにする（翌日が休みだからといって、夜更かしをしない）。

②就寝時間を普段より30分早める（仕事などで起床時間を動かせない場合）。

③その睡眠を5日間から1週間程度続ける。

④今までよりも体の調子が良いと感じるか、仕事などのパフォーマンスが向上したのかを確かめる。

⑤次にもう30分就寝を早めてみて、体の調子を見る。

⑥これで十分だという時点が理想的な睡眠時間である。

この実験には、最大1カ月ほどかかる。ポイントは、自分では十分に睡眠をとれていると思っていても、じつはそれが正しいとは限らないということだ。人はなかなか自分の睡眠に敏感になれないということだろう。

「たとえば、日中に眠気を感じる人の多くは睡眠不足です。本当にその人にとって最適な睡眠時間が守れると、日中眠くならないし、体調も良くなって、表情も変わってくる。これまでいかに、もやっとした世界で生きていたかわかるはずです。そうすると自身の生活が充実してくるのが実感できるでしょう」

明るすぎる日本の夜

一方、日本の成人の5人に1人が不眠症だという。どうすれば眠ることができるのか。

「睡眠は減点法であり、これをすれば万人が良く眠れるといった解は少ない」と柳沢機構長は言う。

わかっていることとしては、夜間の光は睡眠の質と量を高める上での大敵だということだ。睡眠と覚醒のリズムを調節するホルモンであるメラトニンは、明るいと抑制されるという性質を持つ。さらに光には直接の覚醒作用があり、夜の明るさは後述する体内時計も狂わせる。

「日本の家屋は夜でも明るすぎます。マンハッタンの高層ビルから夜景を見ると、集合住宅やホテルの窓の明るさが日本とはまったく違うことが分かります。寝室を暗くするだけではなく、リビングやダイニングも薄暗いと感じるくらいの照明にした方が眠くなりやすいし、リラックス効果もあります」

　また、寝室を適温に保つことと、アルコールやカフェインを眠る前にとらないことも重要だ。

「できれば、寝室だけは冷房や暖房を点けっぱなしにして、朝まで適温で静かに暗くして眠る。温度の変化に人は敏感だからです。コーヒーは就寝の５～６時間前からは避けること。日本人は眠れない時に『寝酒』をたしなむ人が多いですが、アルコールによる催眠作用で眠るくらいならば、睡眠薬の方が安全で睡眠の質も改善できます」

睡眠はわからないことばかり

　抗老化には食事と運動、睡眠が重要な役割を果たしている。そのなかで、意識して改善できる食事や運動とは異なり、個人の主観的な感覚と実際の状態がまったく違うこともあるのが睡眠だ。だからこそ、睡眠は軽んじられてきたと柳沢機構長は言う。

「加齢関連疾患がなくなれば、人間は最大寿命の１１０歳から１２０歳まで生きられると考えられています。加齢の影響をなくす一番の近道は睡眠ではないでしょうか」

それでも睡眠をめぐる謎は多く、年をとると睡眠時間がなぜ減るのかも、一定時間以上は眠れない理由も、そしてクラゲやヒドラなど脳のない生き物まで生物はなぜ眠るのかも、未だ解き明かされていないという。

「睡眠はわからないことばかりですが、わからないとハッキリ言えるのが専門家の証でもあるでしょう。なぜ動物は眠るのかもわかっていません。そして、なぜ睡眠は大事なのかも深い謎です。睡眠はどう制御されているのか。眠れないのはなぜか。睡眠が足りていないと眠くなるのはなぜか。脳内意識の実態のメカニズム、もっと言えば眠気の実態もわかっていない。眠気は他の感覚と違います。疲労は横になって体を休めればとれるけれど、眠らなければ眠気はとれない」

睡眠について聞けば聞くほどわからないことが増えていく。実際、ほぼ何もわからないのが実態なのだという。

「食事、運動、睡眠のなかで、食事と運動は意識的にやっているので自分でわかる。よく歩いたなと実感できる。ですが、睡眠はわかっていない。意識がないから、自分の睡眠は見えない。よく眠れたという主観的な評価は実際の評価とは異なることが少なくない。睡眠にはその人に合ったスタイルや様態があり、それを可視化できるようにすることは、老化について考える上でも今後の大きな課題です」

体内時計を整える

　村上春樹ファンの「ハルキスト」でなくとも、村上春樹氏が早寝早起きで規則正しい健康的な生活を送っていることはよく知られている。

「早寝早起きの健康的な生活を送り、日々のジョギングを欠かさず、野菜サラダを作るのが好きで、書斎にこもって毎日決まった時刻に仕事をするような作家」（村上春樹『職業としての小説家』より）

　これを読んで、「早寝早起き」はやはり重要だと筆者は思ったが、「それは素人の考えですね」と京都府立医科大学で「時計遺伝子」の研究を行う八木田和弘副学長は言う。

「プロはこれを読むと、体内時計が整っているんだなと思います。体内時計は村上氏が言うように『今ある状態を最善のものに保つ強さ』につながります。しかし、早寝早起きが必ずしもいいわけではありません。その人に合った正しい生活リズムで生活することが極めて重要なのです」

早寝早起きはいいと昔から繰り返し伝えられてきたが、八木田副学長は「それは夜行性の動物を軽んじていませんか」と言う。そこには体内時計の個人差「クロノタイプ」が存在するのだという。「朝型」や「夜型」という言葉はよく耳にするが、それは単なる生活習慣ではなく、遺伝的要因によってある程度決まっているそうだ。

「遺伝的に人によって生まれつき『朝型』と『夜型』があります。その差は最大2・5時間ほどです」

さらに、遺伝的要素だけではなく、年齢によっても朝型と夜型は変化する。子どもは朝型だが、思春期から20代で夜型になり、睡眠中央値が平均で2時間遅れる。そこから歳を重ねるごとに、どんどん朝型になっていく。これは社会的・心理的要因ではなく、生物学的要因によるものだという。年齢によって必要な睡眠時間も異なってくる。

「だから、医学部の学生が一限の授業に遅刻しても、私は怒ることができなくて困っています。もしかしたら、この子は夜型のクロノタイプかもしれないと考えるからです」

米国では「Start School Later」（始業時間を遅くする）運動を行い、学業成績の向上という成功を収めた。

「夜型の子を無理に早起きさせると、体内時計のリズムを狂わせて老化を加速させてしまうかもしれない。一方で朝型の子もいる。理想的には学校も会社のようにフレックスタイム制を導入するといいかもしれません」

この体内時計は、じつは老化と非常に密接に関わっている。八木田副学長は、「体内時計を制御することで老化をコントロール出来るのではないか」と語る。

時計遺伝子がリズムを作り出す

そもそも体内時計とは、地球の自転に合わせた「概日《がいじつ》リズム」（サーカディアンリズム）と呼ばれる生体リズムを生み出すしくみのことを指す。約30億年前から存在しているバクテリアにも体内時計があり、地球上に生きる植物を含む生物はすべて、地球の自転と同期して生きる性質を持っている。

ちなみに、ここでいう「体内時計」とは老化の進み具合を左右する「エピジェネティック時計」とはまったく異なるもので、日常のリズムを司るものを指す。体内時計は、睡眠や覚醒のサイクルだけではなく、食欲や代謝、体温調節などにも密接に関係しており、光の影響によって調整される機能を持っている。

その司令塔としての役割を果たしているのが、脳の視交叉上核《しこうさじょうかく》に位置している「中枢時計」だ。中枢時計は網膜から入ってくる光の情報を受け取ることで、昼と夜という一日のサイクルを見極め、生体のリズム（体内時計）を調節している。明るい光を中枢時計が受け取ると覚醒を脳に促し、暗い環境では代謝を低下させて睡眠を促す。

「この体内時計を刻む上で重要な役割を果たしているのが、『時計遺伝子』と呼ばれる遺伝子です。時計遺伝子の発現によって中枢時計は機能しており、生体のリズムを作り出しているわけです」

時計遺伝子はショウジョウバエで最初に発見された。哺乳類にこの「時計遺伝子」があることが発見されたのは１９９７年。そのメカニズムを解明した３人の研究者は２０１７年のノーベル生理学・医学賞を受賞した。

体内時計の狂いで免疫力低下

時計遺伝子の発見当初は、体内時計は視交叉上核にしか存在しないと考えられていた。だが、八木田副学長を含むグループの一連の研究によって全身の細胞一つひとつに視交叉上核と同じ仕組みでリズムを刻む「体内時計」が存在することが分かった。中枢時計が体内時計に指示を出して、個々の細胞はそれに呼応してそれぞれがリズムを刻んでいる。体

全身の細胞にある体内時計

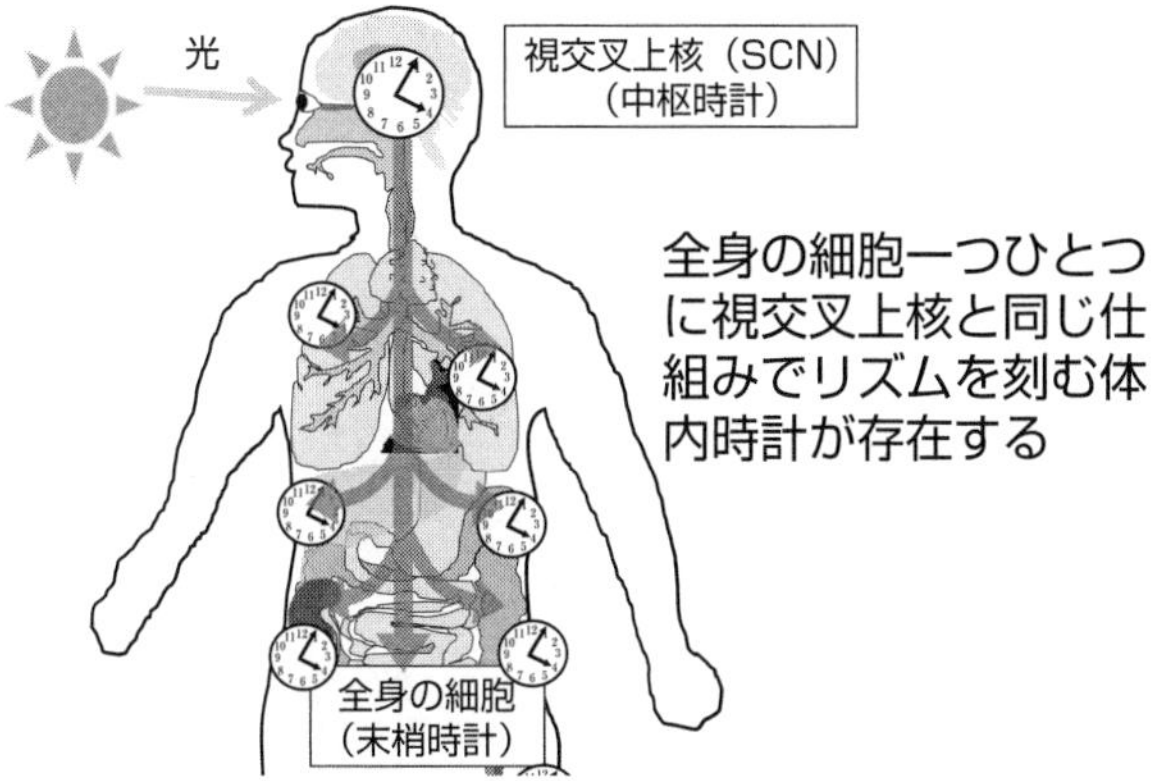

時計遺伝子の発見は、視交叉上核にしか存在しないと信じられていた体内時計が、全身の細胞に存在するという新たな発見につながった

内時計がうまく調整されていると全身の体内時計のリズムはきれいに同期しているが、体内時計が狂うとそのリズムはバラバラに時を刻んでしまう。

「自分の体内時計に従わない生活を続けていると、リンパ球などの免疫細胞の老化が進みます。すると、免疫機能に異常をきたし、慢性炎症が全身の臓器組織に生じ、さまざまな疾患リスクが生じます。生活習慣病とも大きく関連しているため、体内時計を整えることは老化を防ぐために非常に重要な要素だといえるでしょう」

交代勤務をするシフトワーカーは、脳卒中、心筋梗塞などの冠動脈疾患、前立腺がん、乳がんなどの発症リスクが高いとする報告もある。ＷＨＯのＩＡＲＣ（国際がん研究機関）はシフトワークを発がん性の高い危険因子として、深夜勤務を含むシフトワークの危険リスクを上から２番目の「グループ２Ａ」に分類した。

だが、本当に体内時計の狂いのせいだけで病気になったと言えるのか。それを調べるため、八木田副学長は性別や週齢、食事、遺伝的背景まで同じにしたマウスの光環境を錯乱させて、約２年に渡って調査した。１つ目は規則正しい生活リズム、２つ目は適応可能なゆるいシフト、３つ目は適応不能なきついシフト――これらに分けて、マウスの経過を観察した。

結果的に、通常のマウスや適応可能なゆるいシフトを組んだマウスは２年後に１割しか死ななかったが、適応不能なきついシフトを組んだマウスは４割が死亡し、明らかな寿命の差が見られた。

「時間秩序が破壊されたことで、マウスの細胞と個体機能の恒常性が破綻したわけです。細胞内の時間秩序が崩れると、人間でも認知機能の低下、慢性腎臓病、睡眠障害やうつ、心筋梗塞や糖尿病など、いわゆる生活習慣病と呼ばれる病態の分子メカニズムのスイッチがオンの状態になると考えられます」

「光」を浴びて切り替える

体内時計に影響を与えるのは、光・食事・運動という3つの因子だ。そして、そのなかで最も大きな影響を与えるのが、柳沢機構長も指摘していた「光」である。
「体内時計は朝の光によってリセットされる一方、夜の光によって後ろにずらされます。よって光を調節して体内時計を整えることは、老化をコントロールすることにつながります。とくに午前中の明るい光は乱れかけた体内時計を整えてくれます。他方で、夜遅くのコンビニは非常に明るくて、そこで立ち読みなんかして10分から20分いるだけで体内時計は後ろに傾いてしまう。私は早朝にテレビに出た時は明け方のコンビニに行って光を浴びることで、調整したりしました」

体内時計の調節は、浴びる光の照度×時間で決まってくる。照度の目安としては夏の晴天時は10万ルクス、曇天は1万ルクス、パチンコ店やコンビニでは１０００ルクスだ。通常の屋内の光としては、精密作業は３００ルクス、通常作業は１５０ルクス以上と労働安全衛生規則で決まっている。コンビニの照明がどれほど明るいかがわかる。ちなみに、

５０００ルクス以上の高照度光は季節性うつ病の治療にも使用されている。

　では、一度ずれてしまった体内時計は、どのような生活習慣によって整えることができるのだろうか。八木田副学長は続ける。

「やはり最も重要なのは、光です。日中に光をしっかり浴びて夜間のメラトニンの分泌を増やすこと。曇りの日でも照度は十分に足りています。次に、昼間の運動ですね。光の影響に比べると効果は弱いですが、軽く汗ばむくらいの運動を10分から1時間程度行うと体内時計を整える効果があります。これは交感神経の活性化による影響だと考えられています。夜遅くの運動は眠気を遠ざけるので、代謝効率が良い夕方の運動が効果的でしょう」

　そしてもう一つ、体内時計を整えるために大切なのが朝食だ。深夜の食事は血糖値の上昇や脂肪の蓄積を促すので避け、朝食にタンパク質の多いメニューを採るのが良い。

「つまり、体内時計を良好に保つために重要なのは『タイミング』です。午前中の光は体内時計を整えますが、夜の明るい光は体内時計を遅らせる。運動もただすればいいというわけではなく、『いつそれを行うか』が大事なのです」

　そのために必要なことがあると八木田副学長は言う。

「本当は時計なんて放り出して暮らしていければ、体内時計は自然に整うはずでしょう。

でも、社会活動のためにそうはできない。人間には欲があって、社会的に成功したいとか、儲けたいなどという希望もあるでしょう。無理をする人もいるかもしれません。それでも、地球のリズムと生体リズムが合うと、心身ともに体調がよくなってきます。だから、社会はもっと寛容になってほしい。人によって朝型であったり夜型であったりすること、リズムが違うことをもっと許す社会になるのが、皆が体調が良くて健康に長生きできる近道ではないでしょうか。時間を制御することで老化をコントロールできるのです」

　ちなみに、先ほどすべての細胞に時計遺伝子があると述べたが、例外がある。人間の細胞の中で時計遺伝子がないのは精子や卵子といった生殖細胞である。生殖細胞だけは、まるで「時間」が存在しないかのように振舞っており、胎児期の途中の妊娠20週頃から地球の自転と呼応して、体内時計という「時間」が生じるのである。

「体内時計は地球上で進化したあらゆる生命に共通した『秩序の源泉』だと言えます。もしこの体内時計、つまり時間を操作することができれば、老化を止めることも可能かもしれません」

「バランスの良い生活」って？

これまで人間が生きていく上で欠かせない生活習慣である「睡眠」について見てきたことで、健康長寿にとって必要な睡眠時間は長すぎても短すぎてもよくないことが分かった。

健康寿命の延伸を考える際に多くの研究者が最終的に口をそろえるのは、長生きをするための生活習慣とは「バランスの良い生活」を送ることである、という基本だ。

いくら知識として長生きをする生活スタイルを知っていたとしても、現実にその「バランスの良い生活」を送らなければ長寿は実現できない。ひとたび重篤な病気になってしまえば、「長寿」を望むこと自体が贅沢な悩みとなる。日本人の平均寿命は世界トップクラスだとはいえ、実際には多くの人たちが平均寿命にたどり着く前に病気になって命を落としてゆく。長寿者には長寿者なりの悩みも多いだろうが、長寿であるだけで、すでに恵まれているともいえるだろう。つまり、健康寿命延伸のためには病気にならないことが重要だ。

では、睡眠以外で人はどのような「生活のバランスの良さ」に気をつければよいのか？

国立がん研究センターのコホート研究部の澤田典絵部長は、「結局のところ、長生きをするために『これが必要だ』というミラクルな答えはない」と話す。

「研究を進めていくと、結局は昔から言われている養生訓のような内容になります。しかし、実際に自分を含めて人々の生活について考えると、いったいどれだけの人がその『基本』を守れているでしょうか」

彼女がそう実感を込めて語る背景には、同センターも参加して作られた「疾患横断的エビデンスに基づく健康寿命延伸のための提言」などがある。国立がん研究センター、国立循環器病研究センター、国立長寿医療研究センターなど六つの国立高度専門医療研究センターが集まり、２０２１年2月に公開された健康寿命延伸のための提言だ。

「私たちの行っている多目的コホート研究は、平成元年から始まっているのですでに30年以上になります。北は秋田・岩手から南は沖縄まで約14万人の方を追跡している研究で、対象者からアンケートを取得し、その後、がんをはじめ、循環器疾患や認知症になった人のその前の生活習慣がどのように健康に影響しているかを見てきました。アンケートの質問項目は全部で数百項目あり、さまざまながんや循環器疾患、死亡との関係を調べています」

排便と認知症リスク

たとえばその一つとして、澤田部長が研究代表を務め、２０２３年に発表された排便習慣と認知症の関連性についての研究がある。約４万２０００人を対象としたこのコホート研究によって、１日１回排便する人に比べて、週に３回未満の人は、男性の場合で認知症のリスクが約１・８倍、女性の場合は約１・３倍になったことが明らかになった。

また、便の硬さについても「とくに硬い」と回答した人は男性で約２・２倍、女性で約１・８倍、認知症のリスクが上がることがわかった。

排便頻度の低さや便の硬さは、便の腸内における通過時間と関係しているという。腸内での通過時間が遅延すると、腸内細菌の代謝産物である短鎖脂肪酸が減少する。短鎖脂肪酸の減少が「酸化ストレス」を引き起こし、認知症リスクを高めていると考えられる。

「もう一つは、短鎖脂肪酸が減少すると、腸管の透過性が亢進して免疫が活性化すると言われています。それが全身性の炎症を介して、認知症のリスクを高めているのではないかと考えられています」

六つのバランス要素

前述の２０２１年の提言は、このようなさまざまなテーマで行われているコホート研究などをもとに、エビデンスの高い要素を抽出したものだ。

ここでは九つ挙げられている要素のうち、「バランスの良い生活」をあらためて確認できる六つの要素を提言から引用する形で紹介しておきたい。

1．喫煙・受動喫煙

喫煙はがんや循環器病、高血圧、糖尿病、うつ病、さらには認知機能の低下や認知症のリスクを増加させる、と「提言」にはある。たとえば、がんについて見てみると、喫煙者のがん全体のリスクが五つのコホート研究をもとに解析されている、それによると非喫煙者に対して喫煙者のリスクは1・5倍。日本人のがんによる死亡の約20％は喫煙が原因で、推計を取ると男性では約30％が、喫煙をしていなければそれが予防可能だったとされる。

また、禁煙についても様々な報告があり、喫煙者が禁煙すると多くの疾患リスクが低下する。具体的には禁煙によってがんになるリスクは3分の2から半分程度まで低下し、2年以上の禁煙によって脳卒中のリスクも下がる。禁煙後10年が経過すると糖尿病のリスクが非喫煙者と同じくらいまで低下するという報告もある。

さらに、他人のたばこの煙を避けること、加熱式たばこも避けることなどが提示されている。

2. 飲酒

日本人男性を対象としたコホート研究では、１日あたりのアルコール摂取量にして46グラム以上の飲酒で約１・４倍、69グラム以上の飲酒で約１・６倍、がんのリスクが高まる。〈日本人男性のがんの13％が、日本酒換算で１日２合以上の飲酒習慣により説明〉できるという。

提言には〈節度のある飲酒が大切〉とある。様々な疾患を予防するという意味での〈節度のある飲酒〉とは１日にアルコール量約23グラム程度、日本酒であれば１合、ウィスキーはダブルで１杯、ワインはグラス２杯。もちろん、飲めない人にアルコールを勧めてはならない。

さらに〈週１日以上飲酒する習慣のある男性の研究〉についての報告があり、アルコールを摂取しない「休肝日」のない人たちに比べると、週１～２日の休肝日がある人たちの群では、飲酒量が週平均１５０グラム未満の群で死亡全体のリスクが低下、飲酒量に関わらずがんや脳血管疾患による死亡リスクが低下するという。飲むのであれば休肝日を設けよう、ということだ。

３．食事

提言の中でまず強調されているのは、食塩、高塩分食品の摂取量を控えることの大切さだ。塩分を控えることは胃がんや高血圧、脳卒中の予防につながるからである。

　気になるのはその量の目安だが、〈１日あたりの食塩摂取量としてはできるだけ少なくすること〉が望まれる。厚生労働省で設定されている日本人の食事摂取基準では、男性で７・５グラム未満、女性では６・５グラム未満が目標となっている。減塩は世代に関わらず効果があり、幼少期でも摂取を控えると血圧が下がるだけではなく、成人後の高血圧と冠動脈疾患のリスクを下げるともいう。

　また、野菜や果物、食物繊維の摂取はがんや様々な疾患の予防につながる。その意味での「バランスの良い食事」として推奨されているのは、１日に野菜３５０グラム、果物２００グラム、食物繊維17～21グラムを目標に摂取すること。さらに大豆製品や魚中心の食事は循環器病の予防につながり、逆に赤肉・加工肉や甘味飲料は控えることが好ましい。

特に高齢者はタンパク質の摂取量が不足しないように心がける必要もある。

4．体格

体格で大切なのは、「太りすぎない」「やせすぎない」こと。日本での七つのコホート研究を統合すると、男女ともに太りすぎ、やせすぎの双方で死亡全体のリスクが高まったという。リスクが低いのはＢＭＩ21～27の範囲で、糖尿病や高血圧などは肥満度が低いほど予防できる。糖尿病についてみると、ＢＭＩが1増加すると、男性で1・3倍、女性で1・2倍リスクが高まる。肥満はうつ病のリスクも増加させる。

5．身体活動

健康のためには〈歩行またはそれと同等以上の強度の身体活動〉を1日に60分行うとよい。さらにその中に〈息がはずみ汗をかく程度の運動が1週間に60分程度含まれるとなお良い〉と提言にある。

日本人を対象にしたコホート研究では仕事や運動などでの身体活動量が高くなるほど、がん全体の発生リスクが抑えられることが分かっているという。

提言では厚生労働省の「健康づくりのための身体活動基準2013」が参照されており、18〜64歳では「3メッツ以上」の身体活動・運動を行うとよいという。1メッツに相当する身体活動とは、20分の歩行、15分の自転車や子どもとの遊び、10分の階段昇降、7〜8分の重い荷物運びなどがある。運動では、20分の軽い筋力トレーニングや10分の軽いジョギング、7〜8分のランニングや水泳に当たる。

〈身体活動と、非感染性疾患、うつ、認知症、運動器の機能低下のリスクとの間には負の量反応関係〉があり、1メッツ・時／日（1日に2〜3分）の身体活動が多くなるごとに、リスクは0・8％ずつ低下するとの報告もあるという。

6. 感染症

これまで挙げた生活習慣に加えて、感染症について知っておくことも重要だ。よく知られている通り、胃がんはピロリ菌、子宮頸がんはヒトパピローマウイルス、肝臓がんは肝炎ウイルスが関係している。とりわけ高齢者はインフルエンザ、肺炎球菌、帯状疱疹のワクチン接種を受けることで、肺炎や脳卒中など様々なリスクが下がる。

ここで上げた六つの要素は、どれも「当たり前のこと」に見えるかもしれない。

しかし、澤田部長が指摘したように、それらのすべてが当てはまる人がどれほどいるだろうか。たとえば「身体に良いもの」を食べ、サプリメントを飲んでいたとしても、その人が喫煙をしていればどうなるか。こうした提言によって具体的なリスクの数字を確認することで、「タバコを吸いながら健康に気を遣う」ということが、どれほど矛盾している健康への姿勢であるかも分かるわけだ。

老化や健康をめぐる新しい知見を人は求めがちだが、まずはこの「当たり前」に思える要素をいかに守れるか。その前提があって初めて最先端の研究も本来の意義を持つ、ということだろう。

「社会的なつながり」が寿命を延ばす

さて、ここまで紹介してきた「疾患横断的エビデンスに基づく健康寿命延伸のための提言」は、予防行動について疾患横断的にまとめられた日本で初めての試みでもあるという。

日本人の死亡全体の約3割ががんによるものだが、一方で高齢になると、がんの割合が低下し、心疾患や肺炎による死亡が多くなる。

２０００年にＷＨＯが提唱して以来、健康寿命の延伸に大きな関心が寄せられてきた。平均寿命と健康寿命の差は「不健康な期間」を意味し、男性で8年、女性で12年ほど存在する。

提言によると、「要介護」状態が不健康な期間に大きく影響するが、介護が必要となった要因は認知症、高齢による衰弱、関節疾患、骨折・転倒が半数以上を占め、がんは数％だという。

これまで「喫煙・受動喫煙」「飲酒」「食事」「体格」「身体活動」「感染症」という生活習慣をテーマにした要素を紹介したが、提言ではそれらに加え、「健診・検診の受診と口腔ケア」「成育歴・育児歴」などが挙げられている。その中でも注目したいのは「心理社会的要因」である。

提言によると、社会関係を保つことによって総死亡リスクが低下し、循環器病や糖尿病のリスクも下がる。さらに、要介護認定を受けるリスクや認知機能が低下するリスクが軽減するとあり、つまり健康寿命の延伸が期待できるという。

じつはこの社会的要因はがんの発生・死亡リスクとも関連するという報告もある。

２０１３年に発表された４万４０００人を対象としたコホート研究によると、社会的なつながりが少ないグループは大腸がんの発生が1・5倍、大腸がんの死亡は3・1倍という結果が見られた。

欧米の研究では、社会的なつながりが少ない人は、乳がんの発生や死亡リスクが高いことも報告されている。社会的なつながりは、最大寿命にも健康寿命にも関わると言えよう。

第六章　「長すぎる老後」をどう生きるか？

長寿は幸せか？

本書でこれまで紹介してきた最新の研究によれば、人間の最大寿命である１２０歳まで健康に生きられる未来は、それほど遠くないうちにやってくるだろう。それが実現されれば、現在の平均寿命より30年以上長く生きられることとなる。

しかし、長生きすることは果たして「幸せ」な時間になるのだろうか。

「なんとかしてくれよ！　ああ、神様……。ぼくは四十七だ。六十まで生きるとして、まだ十三年ある。長いなあ！　この十三年をどう生きればいいんだ？　何をして、何でこの歳月を埋めればいいんだ？」（チェーホフ『ワーニャ伯父さん』浦雅春訳）

アカデミー賞を受賞した村上春樹原作の映画『ドライブ・マイ・カー』でもモチーフとされたこの戯曲の中で、ワーニャは60まで生きるのは長いと言ったが、１２０年となればその倍となる。さて、何をして、どうやってこの歳月を埋めればいいのか。

“Happy people live longer”（幸せな人ほど長生きする）

何だか自己啓発本のようなタイトルだが、じつは２０１１年に科学誌「サイエンス」に掲載された科学論文のタイトルである。この論文によれば、幸せな人は幸せでない人に比べて寿命が14％も長いという。だとすれば、幸せかどうかは、日々の生活の豊かさを超えて、生命を維持する上でも重要となってくるのかもしれない。

　では世界でも有数の長寿村ではどのような生活が送られているのか。

　やんばる（山原）と呼ばれる沖縄本島北部に位置する大宜《おおぎ》味《み》村は、「長寿日本一」を宣言したことで知られている。

　美しい海と亜熱帯の森に囲まれた人口３０００人程度の小さな村だが、長寿の秘訣を調べるために世界中から研究者やジャーナリストが訪れる。

　単なる長生きではない「健康長寿」の人たちが多く居住する地域は、「ブルーゾーン」と呼ばれる。健康長寿の人が多いイタリアのサルデーニャ島の地図に、イタリアの医師たちが青いインクで印をつけたことがきっかけだ。その後、アメリカの研究者であり作家でもあるダン・ベットナーが「ナショナルジオグラフィック」で行っていた調査により、大宜味村も世界5大長寿地域に選ばれた。

　私が村を訪れると、公民館の一室からは、「長生き音頭」が流れてきた。

　　まだまだ若い　まだ若い　１００歳なんて　まだ若い

ひょっとして迎えに来たならば
頃見て行くよと言いなさい

集まった高齢者たちは口ずさみながら、踊りを披露する。

村では集落ごとに週に一度ほど、高齢者たちが集まるミニデイという催しが開催されている。その中でも、とりわけ高齢者の参加者が多く、１００歳以上の参加者も複数いるという集落を訪ねた。

「こんなに長生きするなんて思わんかった。40代、50代で胆石や子宮がんもやって、体弱かったから」

91歳の女性がそう笑う。子ども、孫、ひ孫を合わせると30人近くになるという。お茶が配られると、彼女はコップを目の上に掲げた。

「今日いいことあるようにって。おばあたちはこうするさ」

隣にいた「92歳か93歳」だと言う女性もそれに相槌を打つ。ここに集まる人たちの多くは幼い頃から互いに顔見知り。途中で都会に出た人たちも、だんだんとこの地域に戻ってきたそうだ。

地域では芭蕉布作りが盛んで、彼女たちは今も現役で糸紡ぎの仕事をしているつながりもある。

「それで月に5万くらいになった。自分でお金を稼げると嬉しい」

夕方は地域の人たちが集まる場があって、若い人たちとおしゃべりをする。仕事を持ち、地域のつながりがあり、子どもや孫たちとも交流を保つ。近くには美しい自然もある。

沖縄の長寿者研究を行っている琉球大学国際地域創造学部の荒川雅志教授はこう語る。

「彼らは長寿や健康になるために必死に生きてきた人たちではないし、そんなことを意識してはいないんです。日々、社会とのつながりを持ちながら互いに助け合い、何かに没頭したり、熱中したりしてきた。そういった人たちが、結果的には健康になり、長寿になって、一世紀を生き抜いているんです」

それらの生き方には長寿の秘訣だけではなく、働き方を含んだより良く生きるヒントが詰まっているという。かく言う荒川教授も、当初はフリーターとして沖縄に移住したのち、研究の道に進んだ。今はできるだけ午前中には仕事を入れずに木陰で海を見る時間を作り、午後からは仕事に打ち込むという生活を送る。

沖縄の長寿者は理想的な暮らしのように思えるが、現実はすべてにおいて桃源郷というわけではない。

参加者の90代の男性は「長生きしたいわけではない」と言って、こう続けた。

「なんのために生きているのかわからない。自分が死んだら東京にいる孫が悲しむかなと思うから生きているだけです」

先ほどの生き生きとして暮らしているように見えた女性もこう言っていた。

「体が元気ならいいけど、うまくいかないさ。なかなか眠れなくて睡眠薬や安定剤は手放せない」

外から見れば楽園のような長寿村であれ、幸せな老後を過ごすのはそれほど容易でない。

では科学的な知見から、幸せな老後を過ごすためにどのような手段があるのだろうか。

運動で幸福度を上げる

「脳の老化を防ぎ、幸せな老後を過ごすための基本、それは結局『運動』なんです」

脳について多数の著書がある東北大学加齢医学研究所の瀧靖之教授は、幸せな老後を過ごす方法についてこう語る。まずは瀧教授のこの言葉を、ここで少し深く考察してみたい。

脳科学の研究によって分かったのは、脳が年齢を重ねるに連れて萎縮していくことだ。

その影響を最も大きく受けるのが、物事の判断や記憶といった「高次認知機能」を担う領域である。

「そもそも私たちの脳は、どのように加齢をしていくのか。そこには脳の形や体積という観点と、実際に考えたり判断したり、記憶をしたりする高次認知機能がどう変化していくかという観点があります」

脳の体積は10代の後半から20代でピークを迎え、灰白質《かいはくしつ》と呼ばれる部位がゆっくりと萎縮していく。灰白質は中枢神経系の神経細胞のシナプスなどが集まり、情報処理や神経活動を担当している場所だ。

他方で、高次認知機能の老化については個人差が大きい。

具体的にはさまざまな認知機能を司る前頭葉の中の「前頭前野」、側頭葉と頭頂葉の接続部分である「側頭・頭頂接合部」だ。高次認知機能を担う中枢の役割を果たしているそれらは、20代をピークにゆっくりと萎縮していく。ヒトの認知機能が加齢とともに落ちていくのはそのためだ。

「加齢は止められないので、脳が萎縮することは仕方がありません。ただし、脳の加齢は生活習慣によってある程度は抑えられます」

たとえば、脳をガス効果で酸欠状態にしてしまう喫煙、次に飲酒、肥満では女性に多い皮下脂肪型の肥満よりも、男性に多い内臓脂肪型の肥満が脳の加齢を進める。生活習慣病によって体内に慢性炎症や動脈硬化が起こると、結果としてそれが脳の萎縮へとつながるからだ。

「つまり、年をとっても脳を健康に保つためには、動脈硬化をいかに抑えるかが大事であるわけです。また、うつ病も将来の認知症リスクを高めることが分かっているので、薬や生活習慣によって心身の状態をコントロールする視点を持つことは、人生１００年時代を生きる私たちにとって大切です」

その上で瀧教授が「とくにエビデンスレベルが高い効果があるもの」として指摘するのが、軽く息が切れる程度の運動を日々の生活の中で習慣化することだ。

「１日に30分程度、週に２、３回でも生活に運動を取り入れるのが理想です。ただ、そうは言っても持病などがあって、それがなかなか難しいという人も多いでしょう。その場合はただ歩くだけの超軽度の運動でも構いません。無理をしてテニスなどの激しい運動をしなくてもいいのです。たとえば、エスカレーターに乗らず階段を使う、家を出てから１００メートルだけでもちょっと早歩きをする、でもいい。小さな運動でも構わないので、無理のない範囲で生活に取り入れる姿勢が大事です」

ちなみに、瀧教授はランニングや縄跳びを意識的に習慣化しており、１日に腕立て伏せと腹筋、スクワットを２００回しているという。それは脳の専門家として「運動は確実にリスクを下げる」という事実を深く理解しているからでもある。

「筋力が落ちると、筋肉量が落ちて身体機能が低下している状態であるサルコペニア、加齢にともなって健康に障害を起こしやすい状態であるフレイルなどさまざまな状態が引き起こされますが、筋トレのように筋肉に負荷をかけるレジスタンス運動は脳にもいいことが分かってきているんです。それに、筋トレは肌がきれいになるとも言われますよね。代謝を上げるので、体のターンオーバーを高めるからです。

つまり、見た目が若い人は脳も若いんですよ。そもそも多くの被験者さんを対象に加齢の研究をしていると、若々しい方には社会とつながろうとする意欲が高く、だからこそ、見た目もきちんと整えようとする好循環があります。化粧や洋服に気を遣って外に出る。そうすると運動にもなるし、コミュニケーションも増える。脳の健康に非常に寄与する生活を送っているんですね。

ちなみに、私は53歳ですが、運動を毎日して趣味も豊富なせいか、見た目が30代だとよく言われます」

多様性のある食事

これにあらためて付け加えておきたいのが、食事と睡眠の大切さだ。

「テレビのワイドショーではよく『○○を食べると脳にいい』といった言い方をしますが、最近の研究では特定の何かを食べるモノイーティングよりも、多種多様なものを食べるのがいいことが明らかになっています。たとえば、納豆が体に良い、というのは確かにその通りなのですが、単に納豆ばかりを食べ続けてはいけない。極端なモノイーティングは腸内細菌叢の多様性を損ねるからです。よって、カロリーを抑えめにして、肉よりも魚介類中心に野菜と果物を多くとること。食物繊維の多いものを中心に献立を組み立てるといいでしょう。『脳腸相関』という言葉がありますが、認知機能の維持や慢性炎症抑制のためには、多様性のある食事が欠かせないわけです」

高齢者はタンパク質をしっかりと摂取することが重要だ。働き盛りの世代は動脈硬化を抑えるためのメニューを考えるのが望ましい。

「あとは睡眠もしっかりとる。一般に6時間以上の睡眠がヒトには必要です。短時間睡眠の体への負荷は想像以上に大きいですし、また、脳科学的にも睡眠は記憶の固定にとって重要な役割を果たしています。さらに脳の中の老廃物は寝ることで洗い流されるので、短時間睡眠は将来の認知症リスクを高めます。そして、夜の睡眠をしっかりとれるようにするためには、日中の活動量を上げることが肝要です。しっかり寝るためには昼間に陽の光を浴びて、体を動かす。結局は『運動』がすべての基本になってくるわけですね」

「好きなこと」に熱中する

そして、この「運動」と分かち難く関係しているのが、「趣味活動」や「好奇心」「学び直し」というキーワードだと瀧教授は続ける。なぜ趣味や好奇心が脳の健康を保つために必要なのか。その問いに対する答えの一つが「脳の可塑性」である。ここでいう可塑性とは「変化する力」のことで、脳には何歳からでも変化に対応する力が備わっている。

「たとえば、楽器演奏でも読書でもガーデニングでも、『好きなこと』をするときに人は頭を使うでしょう。旅行のプランニングをしたり、旅先での自然や食べ物を調べたり。脳を楽しく使えば使うほど、その認知機能が維持される。知的好奇心レベルが高いと脳の側頭・頭頂接合部の萎縮が抑えられることは、科学的に分かっていることです」

とりわけ脳の健康を保つための秘訣は「主体的・能動的に学ぶこと」。スポーツであれば観戦よりも自分でそれを楽しみ、音楽でも楽器を自ら演奏する方が脳に良い影響がある。瀧教授はピアノやドラムを趣味としているという。

「50歳になるまで私はドラムなんてやったことがなかったのですが、両手両足を使ってリズムを刻むので、頭も体もすごく使う楽器でおすすめです。ただ、ハードルの高いものだと三日坊主に終わることも多いので、子供の頃に習っていた楽器を再開してみたり、ウクレレを買って爪弾いてみたりするだけでもいいかもしれません。ピアノだったら焦らずにちょっとずつ練習をして、『好きな曲のハ長調バージョンの主旋律を1分だけ弾いてみよう』という感じでも十分に楽しいわけですから」

重要なのは「主観的幸福感」

さらにもう一つ、脳の老化予防にとって大事なのは「会話によるコミュニケーション」である。人との会話は常に相手の声の抑揚や仕草、表情などを総合的に判断しながら、自分がどんな言葉を発するかを判断する行為だ。言語能力や社会性、共感性といった脳のさまざまな領域を駆使するのが「会話によるコミュニケーション」であり、それは結果的に脳への良い刺激になる。

「一方で社会的孤立は認知機能低下のリスクを上げることが分かっています。できれば文字情報だけのＳＮＳではなく、対面で相手の仕草や表情を見ながら話すことが望ましい。人が孤独感を抱くのは、何か楽しいことがあってもそれを伝える相手がいないときです。逆に私たちが幸せを感じるのは、何か楽しいことがあったときに、それに共感してくれる家族や友達がいることでしょう。自分の気持ちを理解してもらえたと幸せを感じるからです。自分の気持ちを理解してくれる人の存在は脳の老化を予防するわけですね。脳を若々しく保つためには、井戸端会議でも何でもいいので、ご近所の方や友人、ご家族と会話をするのがいい。運動や趣味活動でいろんな人と会話をして主観的幸福感を高める。それが脳を健康に保つことに必要なわけです」

　こう語る瀧教授が最後に挙げるのが、「主観的幸福感」というキーワードだ。経済学では「幸福のパラドックス」と呼ばれる概念があり、所得の増加と幸福度は正比例しないとされているが、老化の予防においても、客観的な幸福よりも自分が幸せだと感じることが重要だという。人は日々、些細なことであっても「幸せ」を感じるとストレスが和らぎ、生活習慣病による動脈硬化のリスクが下がるからである。

「主観的幸福感が高いとストレスレベルが下がる。そうすると生活習慣病のリスクが下がる。さらに、寿命が延びるだけではなく将来の認知症リスクも下がる。ほんのちょっとでもいいので、幸せだなと思えることは老化の予防のために何より大切なのです」

脳に「手遅れ」はない

ただ、「幸せ」は誰もが望んではいても、そう簡単には手に入らない。

では、私たちはどうすればこの「主観的幸福感」を高めることができるのか。興味深いのは、瀧教授がここで再び「運動」の大切さを指摘することだ。

「運動をすると、頭がすっきりした感覚を誰もが感じたことがあると思います。これには脳科学的に理由があるんです。私たちは不安や心配を感じるとき、脳の扁桃体と呼ばれる領域が活性化しています。そのすぐ隣にある海馬が、扁桃体の暴走を抑える役割を果たしている。そして、海馬は運動をすることによって、その機能が高まるんです。つまり、脳の老化について考えるとき、『運動は最強』と言えるんですね」

全世界で大ベストセラーとなったビジネス書に、ロンドン・ビジネススクールの教授であるリンダ・グラットンらの『ＬＩＦＥ　ＳＨＩＦＴ　１００年時代の人生戦略』がある。

人材論の世界的研究者であるグラットンは、「人生１００年時代」に必要な視点をこう指摘している。

かつて人類は教育で身に付けたスキルを、死ぬまで活用することができた。社会の情報量や変化がゆったりとしていた時代には、「教育」「仕事」「引退」というサイクルが一つあれば間に合ったからだ。だが、情報化が進んだ現代社会では、若年時に学んだスキルは瞬く間に陳腐化し、「１００年」という人生の中では「学び」とその実践のサイクルを何度も繰り返す姿勢を持たなければならない――。

「私もまったくその通りだと思います」と瀧教授は言う。

瀧教授自身、好奇心の塊のような人だ。

「人生をよりよく生きる原動力は好奇心だと思っていますからね。研究者になりたくて医学部に入り、医者になってから再び研究をしたくなり、今度はビジネスまでやってみたくて起業もしました。研究者、大学教授、医者、経営者という4足の草鞋《わらじ》をはいています。常に学び直しの連続です。研究者だけをやっていては見えなかった世界が見えると本当に楽しい」

瀧教授は研究も経営も「子どもの頃の昆虫採集と同じ気持ち」で取り組んでいると続け

る。ちなみに、いまも昆虫採集や釣りは趣味の一つで、すべてに同じような「わくわくした気持ち」を抱くという。

「99％は大変だけれど、残り１％が本当に楽しいんですよ。そして、そのように生きるために必要なのがマインドセット。言い換えれば、私たちの脳には可塑性があるという理解なのではないでしょうか。私がドラムを習い始めたのは3年前ですが、今ではハードロックを発表会で披露できるまでに上達しています。

脳の可塑性は年齢とともに弱まるため時間は若い時よりもかかるかもしれませんが、たとえ80歳から練習を始めてもピアノは弾けるようになるし、英語も喋れるようになる。脳は使えば使うほど能力が伸びるもので、『自分は手遅れだ』とか『年をとって好奇心が減った』などと考えることはまったくないのです」

修道女の脳からわかったこと

「ナン・スタディ」と呼ばれるアメリカの疫学研究からも、年をとっても脳の可塑性が失われないことが明らかになっている。これは修道院の75歳から１０６歳までの６７８人の修道女を対象とし、毎年認知力検査を行い、さらに亡くなった後は脳の解剖をするという研究で、１９８６年から続いている。

修道女たちは食事や生活習慣が同じであるにもかかわらず、１００歳になっても見事に元気で教鞭をとっている人もいれば、自分が誰かさえわからなくなっている人もいる。この研究は『１００歳の美しい脳』（デヴィッド・スノウドン著）に詳しい。ある修道女は認知力の衰えが見られなかったものの、死後解剖するとアルツハイマー病の最も重い段階の脳だった。ただし、彼女の脳のＭＲＩ画像をみると、年齢の割に萎縮が少なかった。これは教職などを通じて知的活動を続けた結果、脳細胞間のネットワークが発達し、正常な機能を保ったからではないかと研究者は推測した。

「この研究は人間の持つ『可塑性』の力を証明してくれたのではないでしょうか」と瀧教授は言う。彼は東北大学スマート・エイジング学際重点研究センターの副センター長も兼任するが、スマート・エイジングとは東北大が２００６年から提唱する概念で、「たとえ高齢期になっても人間として成長でき、より賢くなれること、社会はより賢明で持続的な構造に進化すること」を意味するという。高齢期をマイナスイメージではなく、「知的に成熟する人生の発展期」と捉えていることが特徴だ。

「思い立ったら、その日から自分のやりたかった新しいことを始めたり、昔やっていたことを再開すればいい。人生１００年時代においては、もう年だから手遅れだ、自分には無理だという『壁』を作らないことです。

頭は使えば使うほど伸びるので、『年をとったから自分にはできない』と思う必要はまったくなく、脳科学的にも間違いです。英会話でも勉強でも必ずできるようになりますから。それが結局は脳を健康に保ち、幸せになる秘訣なのです」

モチベーションを維持するためには

瀧教授の語る「何歳になってからでも人はあらゆることができるようになる」という指摘は、長寿が当たり前になった社会を生きていく上で重要な視点だ。

たとえば、老化によって活動のモチベーションが下がると、「精神・心理的フレイル」という状態に陥ることが、大きな問題となっている。第三章に登場したワシントン大学医学部の今井眞一郎教授によると、マウスを用いたこんなデータがあるという。

「若齢のマウスを絶食させると、活動期である夜間に餌を得ようとするモチベーションが高まります。ところが、老齢マウスは絶食後も活動が活発にならず、若いマウスのようにモチベーションが高まらないことが分かっています」

つまり、老化するとモチベーションが下がるということだ。

「さらに社会的隔離でもモチベーションは下がります。老齢で隔離されたマウスはもっと下がる。つまり、老化するとモチベーションが下がり、社会的な孤立を招いてしまうとさらにモチベーションが下がるようなのです。老化によるモチベーションの低下は最近の研究で、中脳の一部である腹側被蓋野で脳由来神経栄養因子が低下していることと関係があるらしいことが分かってきました。反対に、若年マウスでこの量を減らすとモチベーションの低下が起きることも分かっています。この課題を乗り越えなければ、いくら体が健康な状態でも『人生１００年時代』を楽しめないのではないでしょうか」

今井教授らの研究では、若い個体から得た酵素ｅＮＡＭＰＴを老齢の個体に注入した。ｅＮＡＭＰＴとは、老化防止に大きな役割を果たす酵素ＮＡＤ（ニコチンアミド・アデニン・ジヌクレオチド）の合成に欠かせない酵素である。すると、マウスは活発に回し車をまわすようになった。ここでも体内時計が重要となってくる。このリズムが崩れるような生活様式はｅＮＡＭＰＴの量を減らすことがわかっている。

今井教授は「プロダクティブ・エイジング研究機構」という老化研究の社会実装を目指す一般社団法人の代表理事も務める。プロダクティブ・エイジングとは、「老年学の父」

と呼ばれるアメリカの国立老化研究所の初代所長であったロバート・バトラー博士が提唱した概念で、高齢者が身体的にも精神的にも健康を保持し、個人の生活においても、社会に対する貢献においても、生産的な生活を送りながら年齢を重ねる生き方を指す。

テクノロジーの進歩で幸福感が減る

そんななか、これまでレポートしてきた老化や長寿というテーマを、「思春期」という一風変わった視点から語る生物心理学者がいる。東京大学名誉教授で、帝京大学先端総合研究機構の岡ノ谷一夫教授だ。

「人はそもそもすでに長寿でしょう」

岡ノ谷教授はそう語る。

何をもって人を「長寿」とするかは、時代によって異なる。日本で男性の平均寿命が60歳を超えたのは、戦後の１９５１年。当時は70歳や80歳まで生きれば「長生き」だった。会社を定年退職した後に「長生き」したとしても、余生が10年に満たないなら、老後の生活のイメージは資金的にも精神的にも現代とはまったく異なっていたことになる。

そうした話を踏まえた上で、岡ノ谷教授は次のように言う。

「たとえば、『おばあさん仮説』というものがあります。厳しい環境で進化してきた人類は、子孫を残す20～40代に働かなければならない。ところが親が子供を扶養する期間が長くなったので、子供を育てるために『おばあさん』や『おじいさん』の存在が適応的になった、という仮説です。環境が人口を抑制しているので、環境が激変しなくなった現代は、世代交代の速度を抑えても大丈夫になった、とも言えますね。

　そんななか、さらに医療や環境、食糧生産技術の進歩などさまざまな要因によって、人の寿命は確かに延びました。それこそゲノム編集などの研究が進めば、１２０歳と言われる人間の寿命を最大まで延ばすことだって、確かに可能なのでしょう」

　だが、寿命が延びたことで、新たに人々を悩ませるようになった問題がある。それが長い人生を「どのように生きるか」ということだ。１００歳を超えても生き生きとした日々を過ごすためには、「長寿であることに脳神経系が適応する必要がある」と岡ノ谷教授は考えている。人は高齢になればなるほど、行動の柔軟性は減少していく。

　現代社会はテクノロジーの変化のスピードが速い。「新規情報技術への適応力が衰える高齢者にとって、産業が情報技術を中心に回る現代・未来社会は、年齢を重ねるほどに幸福感が減少していく社会になる危険性があります」と岡ノ谷教授は話す。

「ここ数年のテクノロジーの進化、技術の置き換わりのスピードに高齢者はついていけません。今は産業が情報技術中心に回りますから、それに適応できない高齢者の幸福感はどうしても減少してしまう。そうなると高齢者は昔のように『知恵もの』と周囲から見られなくなるので、加齢することが幸福と充実につながらない時代を私たちは生きているわけです」

「思春期」が存在する理由

岡ノ谷教授は自身の研究室の本棚を見回し、重ねてこう語る。

「ここにある本をぜんぶ読むだけでも、あと１００年はかかるでしょう。だから、僕は長生きをしたいという思いがあります。しかし健康長寿でいたとしても、その本を読みたいという好奇心や欲望を同じレベルで持ち続けることは難しいかもしれない」

そこで「長寿」について、肉体的に健康であるだけではなく精神的にも豊かに生きる方法を考える上でヒントになるのが「思春期」なのではないか、と岡ノ谷教授は提示する。彼はそのアイデアを説明する際に、『ＷＩＬＤＨＯＯＤ　野生の青年期』という一冊の本について語った。

同書の中でハーバード大学人類進化生物学客員教授のバーバラ・N・ホロウィッツ、科学ジャーナリストのキャスリン・バウアーズという2人の著者は、あらゆる生物には共通した「青年期」があると指摘する。思春期の体の変化とともに始まるその体験の中で、すべての生き物は〈安全に生きること、社会的ヒエラルキーのなかでうまくやること、性的欲望をきちんと表現すること、自立すること〉の4つのスキルを身に付けていくと指摘している。日本語の副題は「人間も動物も波乱を乗り越えおとなになる」。

「この本が示唆深いのは――」と岡ノ谷教授は続ける。

「思春期や青年期がなぜ存在するのかという問題を描いていることです。同書では『生殖能力が形成される時期』が思春期で、『生存繁殖のための知識と技術を学ぶ』のが青年期と定義されており、人間には生殖能力が形成されてからも10年ほどは社会の掟を学んでいく時期があるわけです。思春期の若者がときに無防備で無鉄砲なのは、衝動性の高さによって危険な経験をすることで、環境探索をしているわけですね。何が許され、何が許されないのかを学んでいるとも言える。その中で社会への適応を準備する期間が思春期・青年期であるわけです」

もう一度「思春期」を取り戻す

岡ノ谷教授がその上でポイントとして挙げるのは、「思春期性」が、常に変化する社会環境への適応のためにあるという点だ。

「つまり、ゲノムで準備されている仕組みだけでは人は社会に適応できない、ということです。社会環境は常に変化していきますから、社会的な動物であるほど、社会の掟を学ぶ思春期・青年期の段階が重要になってくる」

そこで、と岡ノ谷教授は言う。生物としての本来の寿命をはるかに超えて――それこそ最大寿命とされる１２０歳まで――生きたいのであれば、一生の中に思春期や青年期を何度か挿入する、という発想ができるのではないか――。

「どれだけ体が健康でも、社会の変化に適応できなければ幸せに生きられない。しかし人は老化すると、行動の多様性が減ると同時に社会への関心を失い、どうしても孤立してしまう。老化を治療してかつ楽しく生きるためには、胸を焦がすような思春期・青年期が必要だと僕は思っています。であれば、もう一度、行動の多様性を増やす思春期・青年期を何らかの方法で再生して、可塑性を維持してはどうか。いわば、生きながら生まれ変わるということです」

その発想は脳科学の視点から見ても、決して突拍子のないものではない、と岡ノ谷教授は考えている。

「たとえば、脳のシナプスの可塑性を制御する遺伝子は実際にたくさんあります。右利きの人が左脳に損傷を受けたとき、左手をたくさん使うことで起こる脳の変化は青年期に起こる変化と似ていると推測されます。その意味で老化した脳の活性を再び上げる『思春期・青年期の再生』は技術的に可能だと僕は思っています。環境が目まぐるしく変化する情報化社会において、長寿化技術の一部として思春期・青年期再生技術を研究することは、長寿を幸せなものにするためにも必要な発想ではないでしょうか」

じつはこの岡ノ谷教授、日本で初めてハダカデバネズミを飼育した研究者でもある。第二章でも紹介したが、ハダカデバネズミは巣穴の中で五重、六重に折り重なり、餌運びや穴掘り、生まれたばかりの赤ちゃんの養育や「布団係」など、「分業」を行う生態を持っている。彼らは巣穴の中だけで暮らし、その低代謝の性質も一因となり、3年が寿命とされるマウスの10倍の長さを生きる。

「でも、いくら長寿であっても、ハダカデバネズミのように巣穴の中でもそもそしているだけでは、人は個人のレベルで幸せにはなれない。だから、僕はハダカデバネズミみたいには生きたくありません」

後悔が残るくらいがちょうどいい

岡ノ谷教授は、寿命が延びると時間が早く過ぎるように感じ、死がより怖くなり引きこもるようになると推測する。

「思春期をもう一度やり直すとしたら、既存の記憶がそのままでは脳の容量が足りない。自分の脳以外の記憶媒体に記憶や知識を移植して、記憶の多くをリセットして脳のスペースを空けなければならない。そうすると、アーカイブした記憶は真の経験ではなくて他人の伝記のように感じられるのではないでしょうか。そうした上でようやく新たな体験を味わうことができるはずです。もし120歳まで生きられるとしたら、40代、60代、80代と3度くらいは思春期性を取り戻したいところですよね」

ただし、長寿の問題を大きな視点で見ると、次のような懸念もあると岡ノ谷教授は言う。

「長寿になる操作をホモサピエンスに加えていくと、世代交代のサイクルが長くなるため、種としての多様性は減るでしょう。そうすると、人間の力では制御できない環境変化が起きたとき、それに適応できず、人類は全滅してしまうかもしれない」

そうした長寿をめぐる心理的な課題を考えていると、岡ノ谷教授は歌人の東直子氏のこんな短歌を思い出すという。

　　後悔が残るくらいがちょうどいい
　　　　春あわゆきのほかほか消える

「ひょっとすると、人生とは後悔が残るくらいがちょうどいい。淡雪がほかほか消えるくらいの方が、幸せな人生なのではないか、という気もするんです」

おわりに　進化に抗う人類の未来

八百比丘尼の伝説

福井県小浜市の空印寺にある小さな洞窟には、死にたくても死ねなかったという尼が祀られている。伝説では６５４年に生まれ、16歳の時に人魚の肉をこっそり食べてしまったがために不老不死となり、１４５０年頃まで８００年ほど生きたという女性だ。

私が空印寺を訪れると、住職が寺に伝わる巻物を見せてくれた。

「日本各地に八百比丘尼《はっぴゃくびくに》伝説があり、その数は百数カ所にも及びます」

巻物には各地で見られた八百比丘尼の記録が記されていた。それほどまでに不老不死が伝説として語り継がれたのは、何か日本人の心性に通じるものがあるからかもしれない。

八百比丘尼は生涯７回結婚したとの伝承があるそうだ。何度も思春期を繰り返したのだろうか。

しかし、徐々にその人生は苦しいものに変わっていったようだ。八百比丘尼は世をはかなんで、入定《にゅうじょう》、つまり生きたまま死を待つために山に入ったという。それでもなかなか死ぬことはできず苦しんだと住職は言う。

「八百比丘尼様が空印寺の住職の夢枕に立ち、魂の拠り所がなく苦しんでいます、助けてください、とおっしゃったようです。そこで住職が洞窟に八百比丘尼を祀ったところ、その夢が鎮まったとされています。不老不死で生き続けることに、死ねないことに苦しんでいらっしゃったのではないでしょうか」

８００年生きたとされる比丘尼は、生きることの何をはかなんだのか。

外界と遮断された洞窟はひんやりとして、時が止まったかのように静まり返っている。外の光を通さない暗い洞窟は、目を凝らしてもぼんやりとしか全容が見えない。

私は、病気もせずに自宅で自立した生活を１０４歳まで送った親族の言葉を思い出していた。

「昔はかわいかったと言っても、みんな死んでしまい、私の若い頃を覚えている人なんか誰もいないのよ」

長寿は良きものと思われているし、自治体からは表彰された。だが、長く生きる苦しみは経験した人にしかわからないこともある。

生きる苦しみは変わらない

人類全体が長寿になれば、長生きの苦しみは減じるのだろうか。

これから我々は、経験したことのない長寿社会に足を踏み入れようとしている。１００歳以上の高齢者は53年連続で増加し、２０２２年には９万人を超えた。団塊の世代が１００歳を迎える２０４９年には50万人を超えると推計されている。

医療や科学技術は加速度的に発展しているが、そのスピードに私たち人間は追いついていけるのだろうか。

書物では古今東西、長寿や不老不死は人類の願いとして描かれてきた。一方で、永遠の命は手に入らないと綴られ、長生きの苦しみも記述されてきた。数千年前の文章に心を打たれ、共感し、時に涙する。それは人間の心の核の部分が変わっていないことの証左だろう。さらには、ヒトという生物の種としての機能もそう大きくは変わっていないはずだ。発展し変化し続ける技術と、人間の生物としての核の間には、静かな軋轢が起きているようにさえ思える。

現在、倫理的に許容されていない技術を使えば、今後は不老不死が理論的に実現可能かもしれないという見立てもある。

その時に、誰がどのように命の長さを決めるのか、どれだけ生きれば幸せなのか。人は何歳まで生きられるのか。決めるのもまた人なのだろうか。

一抹の懸念

けれども、生命というのはそれほどコントロール可能なものなのか、と立ち止まる。科学の発展は喜ばしい一方で、私たちの多様性がどんどん失われることにもつながりかねない。

さまざまな種のなかで、人類は進化の歴史が浅く、相対的に多様性が少ないほうだ。その上、出生前検査や着床前検査などにより、生まれる前に染色体異常や遺伝性疾患を持った子を判別し、生まない道を選択する人も増えてきた。

しかし、長い進化の中で、私たちは最適化してきて、今の我々がある。たしかに、老化は生物が生殖を終えた後の現象であるから、進化圧が働く対象にならないと言われている。だが、「老化の制御に関わる中心的なメカニズムのすべては進化の産物であることも明らかになっている」とワシントン大学医学部の今井眞一郎教授は言っていた。

人類が経験したことがない長寿社会になった今、その影響が今後どうなっていくかはまだわからない。

それが希望となるのか、それとも破滅への道になるのかは、人間の叡智にかかっているのではないかと思っている。


本書は月刊「文藝春秋」（2023年3月号〜8月号）に連載した原稿をもとに加筆修正したものだ。雑誌連載から新書化に至るまで、文藝春秋の西本幸恒さんにご担当いただき、その確かな視点と広い視野にはいつも助けられた。

最後に、本書のすべては、生涯をかけて研究してきた知見を私のような素人にわかりやすく分け与えて下さった研究者の方々よりの賜物である。ここに記して感謝します。

二〇二三年十月　　河合　香織

参考文献

はじめに

トルストイ『イワン・イリイチの死／クロイツェル・ソナタ』光文社古典新訳文庫（望月哲男訳）

第一章

Dong, X., Milholland, B., Vijg, J. Evidence for a limit to human lifespan. *Nature* 2016 Oct 13; 538 (7624): 257–259.

「アルバート・アインシュタイン医科大学」

https://einsteinmed.edu/news/releases/1200/maximum-human-lifespan-has-already-been-reached-einstein-researchers-conclude/ （２０２３年９月30日閲覧）

Pyrkov, T.V., Avchaciov, K., Tarkhov, A.E. *et al.* Longitudinal analysis of blood markers reveals progressive loss of resilience and predicts human lifespan limit. *Nature Communications*, 2021 May 25; 12 (1): 2765.

Redazione, Hikaru Sato「人生１５０年時代の到来を科学者が予想」*Esquire* ２０２１年７月19日公開

小林武彦『生物はなぜ死ぬのか』講談社現代新書

Johmura Y, Yamanaka T, Omori S, Wang TW, Sugiura Y, Matsumoto M, Suzuki N, Kumamoto S, Yamaguchi K, Hatakeyama S, Takami T, Yamaguchi R, Shimizu E, Ikeda K, Okahashi N, Mikawa R, Suematsu M, Arita M, Sugimoto M, Nakayama KI, Furukawa Y, Imoto S, Nakanishi M. Senolysis by glutaminolysis inhibition ameliorates various age-associated disorders. *Science* 2021 Jan 15; 371（6526）: 265–270.

Yoshimoto, S., Loo, T.M., Atarashi, K., Kanda, H., Sato, S., Oyadomari, S., Iwakura, Y., Oshima, K., Morita, H., Hattori, M., Honda, K., Ishikawa, Y., Hara, E., Ohtani, N. Obesity-induced gut microbial metabolite promotes liver cancer through senescence secretome. *Nature* 2013 Jul 4; 499（7456）: 97–101

吉森保『LIFE SCIENCE—長生きせざるをえない時代の生命科学講義』日経ＢＰ

吉森保『生命を守るしくみ オートファジー——老化、寿命、病気を左右する精巧なメカニズム』講談社ブルーバックス

Yamamuro T, Nakamura S, Yamano Y, Endo T, Yanagawa K, Tokumura A, Matsumura T, Kobayashi K, Mori H, Enokidani Y, Yoshida G, Imoto H, Kawabata T, Hamasaki M, Kuma A, Kuribayashi S, Takezawa K, Okada Y, Ozawa M, Fukuhara S, Shinohara T, Ikawa M, Yoshimori T. Rubicon prevents autophagic degradation of GATA4 to promote Sertoli cell function. *PLoS Genetics*. 2021 Aug 5; 17（8）

第二章

『ギルガメシュ叙事詩』ちくま学芸文庫（矢島文夫訳）

Oka, K., Fujioka, S., Kawamura, Y. *et al.* Resistance to chemical carcinogenesis induction via a dampened inflammatory response in naked mole-rats. *Commun Biol* 2022 Mar 30; 5（1）: 287.

Yamamura Y, Kawamura Y, Oka K, Miura K. Carcinogenesis resistance in the longest-lived rodent, the naked mole-rat. *Cancer Science*. 2022 Dec; 113（12）: 4030–4036.

Reinke BA et al. Diverse aging rates in ectothermic tetrapods provide insights for the evolution of aging and longevity. *Science* 2022 Jun 24; 376（6600）: 1459–1466.

Hasegawa Y, Watanabe T, Otsuka R, Toné S, Kubota S, Hirakawa H. Genome assembly and transcriptomic analyses of the repeatedly rejuvenating jellyfish Turritopsis dohrnii. *DNA Research* 2023 Feb 1; 30（1）

Haraoka, Y., Akieda, Y., Nagai, Y. *et al.* Zebrafish imaging reveals TP53 mutation switching oncogene-induced senescence from suppressor to driver in primary tumorigenesis. *Nature Communications.* 2022 Mar 18; 13（1）: 1417.

Bannister CA, Holden SE, Jenkins-Jones S, Morgan CLI, Halcox JP, Schernthaner G, Mukherjee J, Currie CJ. Can people with type 2 diabetes live longer than those without? A comparison of mortality in people initiated with metformin or sulphonylurea monotherapy and matched, non-diabetic controls. *Diabetes, Obesily and Metabolism* Metab. 2014 Nov; 16（11）: 1165–1173.

第三章

Imai S, Armstrong CM, Kaeberlein M, Guarente L. Transcriptional silencing and longevity protein Sir2 is an NAD-dependent histone deacetylase. *Nature* 2000 Feb 17; 403（6771）: 795–800.

Yoshino J, Mills KF, Yoon MJ, Imai S. Nicotinamide mononucleotide, a key NAD^+ intermediate, treats the pathophysiology of diet-and age-induced diabetes in mice. *Cell metabolism* 2011 Oct 5; 14（4）: 528–536.

Mills KF, Yoshida S, Stein LR, Grozio A, Kubota S, Sasaki Y, Redpath P, Migaud ME, Apte RS, Uchida K, Yoshino J, Imai S. Long-term administration of nicotinamide mononucleotide mitigates age-associated physiological decline in mice. Cell metabolism 2016 Dec 13; 24（6）, 795–806.

Yoshida, Satoh A, Lin JB, Mills KF, Sasaki Y, Rensing N, Wong M, Apte RS, Imai S. Extracellular vesicle-contained eNAMPT delays aging and extends lifespan in mice, *Cell Metabolism* 2019 Aug 6; 30（2）: 329–342.e5

今井眞一郎『開かれたパンドラの箱—老化・寿命研究の最前線』朝日新聞出版

デビッド・A・シンクレア、マシュー・D・ラプラント『ライフスパン—老いなき世界』東洋経済新報社（梶山あゆみ訳）

Das A, Huang GX, Bonkowski MS, Longchamp A, Li C, Schultz MB, Kim LJ, Osborne B, Joshi S, Lu Y, Treviño-Villarreal JH, Kang MJ, Hung TT, Lee B, Williams EO, Igarashi M, Mitchell JR, Wu LE, Turner N, Arany Z, Guarente L, Sinclair DA. Impairment of an Endothelial NAD^+-H_2S Signaling Network Is a Reversible Cause of Vascular Aging. *Cell* 2018 Mar 22; 173（1）: 74–89.e20.

Horvath, S. DNA methylation age of human tissues and cell types. Genome Biology. 2013; 14（10）.

Fitzgerald KN, Hodges R, Hanes D, Stack E, Cheishvili D, Szyf M, Henkel J, Twedt MW, Giannopoulou D, Herdell J, Logan S, Bradley R. Potential reversal of epigenetic age using a diet and lifestyle intervention: a pilot randomized clinical trial. *Aging*（Albany NY）2021 Apr 12; 13（7）: 9419–9432.

仲野徹『エピジェネティクス―新しい生命像をえがく』岩波新書

Suda, M., Shimizu, I., Katsuumi, G. *et al.* Senolytic vaccination improves normal and pathological age-related phenotypes and increases lifespan in progeroid mice. *Nature Aging* 2021 Dec; 1（12）1117–1126.

Minamino, T., Orimo, M., Shimizu, I. *et al.* A crucial role for adipose tissue p53 in the regulation of insulin resistance. Nature Medicine 2009 Sep; 15（9）: 1082–1087.

第四章

「慶應義塾大学医学部百寿総合研究センター」
https://www.keio-centenarian.com（２０２３年９月30日閲覧）

Shimada H, Sato Y, Sasaki T, Shimozawa A, Imaizumi K, Shindo T, Miyao S, Kiyama K, Kondo T, Shibata S, Ishii S, Kuromitsu J, Aoyagi H, Ito D, Okano H. A next-generation iPSC-derived forebrain organoid model of tauopathy with tau fibrils by AAV-mediated gene transfer. *Cell Rep Methods* 2022 Sep 8; 2（9）: 100289.

Tomizawa I, Nakagawa H, Sohma Y, Kanai M, Hori Y, Tomita T. Photo-oxygenation as a new therapeutic strategy for neurodegenerative proteinopathies by Enhancing the clearance of amyloid proteins. Frontiers in Aging Neuroscience. 2022 Jun 23;14: 945017.

Yokoyama M, Kobayashi H, Tatsumi L, Tomita T. Mouse models of alzheimer's disease. Fronties in Molecular Neuroscience, 2022 Jun 21;15:912995.

渡辺正峰『脳の意識　機械の意識―脳神経科学の挑戦』中公新書

Antonio Regalado「ＭＩＴ、『脳の永久保存』企業との研究契約解消へ」MIT Technology Review（２０１８年4月13日公開）

第五章

Sakurai T, Amemiya A, Ishii M, Matsuzaki I, Chemelli RM, Tanaka H, Williams SC, Richardson JA, Kozlowski GP, Wilsons S, Arch JRS, Buckingham RE, Haynes AC, Carr SA, Annan RS, McNulty DE, Liu WS, Terrett JA, Elshourbagy NA, Bergsma DJ, Yanagisawa M, Orexins and orexin receptors: a family of hypothalamic neuropeptides and G protein-coupled receptors that regulate feeding behavior, Cell 1998 Feb 20; 92（4）: 573–585.

Leary EB, Watson KT, Ancoli-Israel S. et al. Association of rapid eye movement sleep with mortality in middle-aged and older adults. *JAMA Neurology*. 2020 Oct 1; 77（10）: 1241–1251.

Tsapanou A, Gu Y, Manly J, Schupf N, Tang MX, Zimmerman M, Scarmeas N, Stern Y. Daytime sleepiness and sleep inadequacy as risk factors for dementia. *Dementia and geriatric cognitive dis-*

orders extra 2015 Jul 10; 5（2）: 286–295.

Chang PP, Ford DE, Mead LA, Cooper-Patrick L, Klag MJ. Insomnia in young men and subsequent depression. The Johns Hopkins Precursors Study. *American Jornal of Epidemiology*. 1997 Jul 15; 146（2）: 105–114.

Kitamura, S., Katayose, Y., Nakazaki, K. *et al.* Estimating individual optimal sleep duration and potential sleep debt. *Scientific Reports* 2016 Oct 24; **6**: 35812.

村上春樹『職業としての小説家』新潮文庫

Yagita K, Tamanini F, van Der Horst GT, Okamura H. Molecular mechanisms of the biological clock in cultured fibroblasts. *Science* 2001 Apr 13; 292（5515）: 278–281.

八木田和弘『「なんとなく不調」から抜け出す！──「2つの体内時計」の秘密』青春出版社

「疾患横断的エビデンスに基づく健康寿命延伸のための提言（第一次）」

https://www.ncc.go.jp/jp/icc/cohort/040/010/index.html （2023年10月17日閲覧）

Shimizu Y, Inoue M, Yasuda N, Yamagishi K, Iwasaki M, Tsugane S, Sawada N. Bowel movement frequency, stool consistency, and risk of disabling dementia: a population-based cohort study in Japan. *Public Health* 2023 Aug 221: 31–38.

第六章

チェーホフ『ワーニャ伯父さん／三人姉妹』光文社古典新訳文庫（浦雅春訳）

Frey BS, Happy people live longer. *Science* 2011 Feb 4; 331（6017）: 542–543.

ダン・ビュイトナー『ブルーゾーン　セカンドエディション――世界の１００歳人に学ぶ健康と長寿９つのルール』祥伝社（荒川雅志訳・監修、仙名紀訳）

瀧靖之『生涯健康脳――こんなカンタンなことで脳は一生、健康でいられる！』ソレイユ出版

リンダ・グラットン、アンドリュー・スコット『ライフ・シフト　１００年時代の人生戦略』東洋経済新報社（池村千秋訳）

デヴィッド・スノウドン『１００歳の美しい脳――アルツハイマー病解明に手をさしのべた修道女たち』ＤＨＣ（藤井留美訳）

バーバラ・Ｎ・ホロウィッツ、キャスリン・バウアーズ『ＷＩＬＤＨＯＯＤ　野生の青年期――人間も動物も波乱を乗り越えおとなになる』白揚社（土屋晶子訳）

河合香織（かわい　かおり）

ノンフィクション作家。1974年生まれ。神戸市外国語大学卒業。東京大学大学院学際情報学府修士課程修了。2009年『ウスケボーイズ　日本ワインの革命児たち』で小学館ノンフィクション大賞を受賞。2019年『選べなかった命　出生前診断の誤診で生まれた子』で大宅壮一ノンフィクション賞、新潮ドキュメント賞をダブル受賞。他の著書に『分水嶺　ドキュメント コロナ対策専門家会議』『母は死ねない』など。

文春新書

1432

老《ろう》化《か》は治《ち》療《りよう》できるか

2023年11月20日　第1刷発行

著　者	河　合　香　織
発行者	大　松　芳　男
発行所	株式会社 文　藝　春　秋

〒102-8008　東京都千代田区紀尾井町3-23
電話（03）3265-1211（代表）

印刷所	理　想　社
付物印刷	大　日　本　印　刷
製本所	大　口　製　本

定価はカバーに表示してあります。
万一、落丁・乱丁の場合は小社製作部宛お送り下さい。
送料小社負担でお取替え致します。

ISBN978-4-16-661432-5

◆社会と暮らし

はじめての部落問題 角岡伸彦
潜入ルポ ヤクザの修羅場 鈴木智彦
臆病者のための裁判入門 橘 玲
女と男 なぜわかりあえないのか 橘 玲
食の戦争 鈴木宣弘
首都水没 土屋信行
水害列島 土屋信行
児童相談所が子供を殺す 山脇由貴子
夫のLINEはなぜ不愉快なのか 山脇由貴子
子供の貧困が日本を滅ぼす 日本財団 子どもの貧困対策チーム
医学部 鳥集 徹
高齢ドライバー 所 正文・小長谷陽子・伊藤安海
感動の温泉宿100 石井宏子
日本プラモデル六〇年史 小林 昇
昭和の東京12の貌 文藝春秋編
平成の東京12の貌 文藝春秋編

統一教会 何が問題なのか 文藝春秋編
平成の通信簿 吉野太喜
1979年の奇跡 南 信長
日本の海が盗まれる 山田吉彦
内閣調査室秘録 志垣民郎 岸 俊光編
毒親介護 石川結貴
スマホ危機 親子の克服術 石川結貴
総会屋とバブル 尾島正洋
最強の相続 荻原博子
県警VS暴力団 藪 正孝
女性を美しく見せる「錯覚」の魔法 テート小畠利子
死刑賛成弁護士 犯罪被害者支援弁護士フォーラム
パンデミックの文明論 ヤマザキマリ 中野信子
半グレと芸能人 大島佑介
47都道府県の底力がわかる事典 葉上太郎
なんで家族を続けるの? 内田也哉子 中野信子
コロナ後を生きる逆転戦略 河合雅司
超空気支配社会 辻田真佐憲

実録 脱税の手口 田中周紀
老人支配国家 日本の危機 エマニュエル・トッド
男性中心企業の終焉 浜田敬子
負動産地獄 牧野知弘
AI新世 人工知能と人類の行方 小林亮太 篠本 滋 甘利俊一監修
お天気ハンター、異常気象を追う 森さやか
トカイナカに生きる 神山典士
ルポ 食が壊れる 堤 未果
メタバースと経済の未来 井上智洋
ソーシャルジャスティス 内田 舞
ペットロス 伊藤秀倫
チャットGPT vs.人類 平 和博

文春新書

◆考えるヒント

民主主義とは何なのか　長谷川三千子
寝ながら学べる構造主義　内田　樹
私家版・ユダヤ文化論　内田　樹
勝つための論文の書き方　鹿島　茂
成功術　時間の戦略　鎌田浩毅
世界がわかる理系の名著　鎌田浩毅
ぼくらの頭脳の鍛え方　立花　隆・佐藤　優
知的ヒントの見つけ方　立花　隆
立花隆の最終講義　立花　隆
日本人へ　リーダー篇　塩野七生
日本人へ　国家と歴史篇　塩野七生
日本人へ　危機からの脱出篇　塩野七生
逆襲される文明　日本人へIV　塩野七生
誰が国家を殺すのか　日本人へV　塩野七生
完全版　ローマ人への質問　塩野七生
イエスの言葉　ケセン語訳　山浦玄嗣

聞く力　阿川佐和子
叱られる力　阿川佐和子
看る力　阿川佐和子・大塚宣夫
臆病者のための裁判入門　橘　玲
女と男　なぜわかりあえないのか　橘　玲
「強さ」とは何か。　宗　由貴監修　鈴木義孝構成
何のために働くのか　寺島実郎
女たちのサバイバル作戦　上野千鶴子
在宅ひとり死のススメ　上野千鶴子
サバイバル宗教論　佐藤　優
サバイバル組織術　佐藤　優
無名の人生　渡辺京二
生きる哲学　若松英輔
危機の神学　若松英輔・山本芳久
脳・戦争・ナショナリズム　中野剛志・中野信子・適菜　収
歎異抄　救いのことば　釈　徹宗
プロトコールとは何か　寺西千代子
それでもこの世は悪くなかった　佐藤愛子

知らなきゃよかった　池上　彰・佐藤　優
知的再武装　60のヒント　池上　彰・佐藤　優
無敵の読解力　池上　彰・佐藤　優
死ねない時代の哲学　村上陽一郎
コロナ後の世界　ジャレド・ダイアモンド　ポール・クルーグマン　リンダ・グラットン　マックス・テグマーク　スティーブン・ピンカー　スコット・ギャロウェイ　大野和基編
コロナ後の未来　ユヴァル・ノア・ハラリ　カタリン・カリコ　ポール・ナース　リンダ・グラットン　リチャード・フロリダ　スコット・ギャロウェイ　イアン・ブレマー　大野和基編
スタンフォード式　お金と人材が集まる仕事術　西野精治
なんで家族を続けるの？　内田也哉子・中野信子
教養脳　福田和也
コロナ後を生きる逆転戦略　河合雅司
超空気支配社会　辻田真佐憲
明日あるまじく候　細川護熙
百歳以前　徳岡孝夫・土井荘平
老人支配国家　日本の危機　エマニュエル・トッド
迷わない。完全版　櫻井よしこ
いまさら聞けない　キリスト教のおバカ質問　橋爪大三郎
ちょっと方向を変えてみる　辻　仁成
フェミニズムってなんですか？　清水晶子

小さな家の思想　長尾重武
日本人の真価　藤原正彦
日本の伸びしろ　出口治明
ソーシャルジャスティス　内田　舞
70歳からの人生相談　毒蝮三太夫
柄谷行人『力と交換様式』を読む　柄谷行人ほか

◆サイエンスとテクノロジー

世界がわかる理系の名著　鎌田浩毅
「大発見」の思考法　山中伸弥　益川敏英
ねこの秘密　山根明弘
ティラノサウルスはすごい　土屋　健　小林快次監修
アンドロイドは人間になれるか　石黒　浩
マインド・コントロール　岡田尊司
サイコパス　中野信子
首都水没　土屋信行
水害列島　土屋信行
植物はなぜ薬を作るのか　斉藤和季
超能力微生物　小泉武夫
フレディ・マーキュリーの恋　竹内久美子
猫脳がわかる！　今泉忠明
ウイルスVS人類　瀬名秀明・押谷　仁　五箇公一・岡部信彦・河岡義裕　大曲貴夫・NHK取材班
がん治療革命
ウイルスでがんを治す　藤堂具紀
ゲノムに聞け　中村祐輔

妊娠の新しい教科書　堤　治
AI新世
人工知能と人類の行方　小林亮太　篠本　滋　甘利俊一監修
お天気ハンター、
異常気象を追う　森さやか
スパコン富岳の挑戦　松岡　聡
分子をはかる　藤井敏博
メタバースと経済の未来　井上智洋
半導体有事　湯之上隆
チャットGPT vs.人類　平　和博

（2023. 06）F